最新 業界の常識 Industry Knowledge

よくわかる医療業界

川越満・布施泰男【著】

Kawagoe Mitsuru Fuse Yasuo

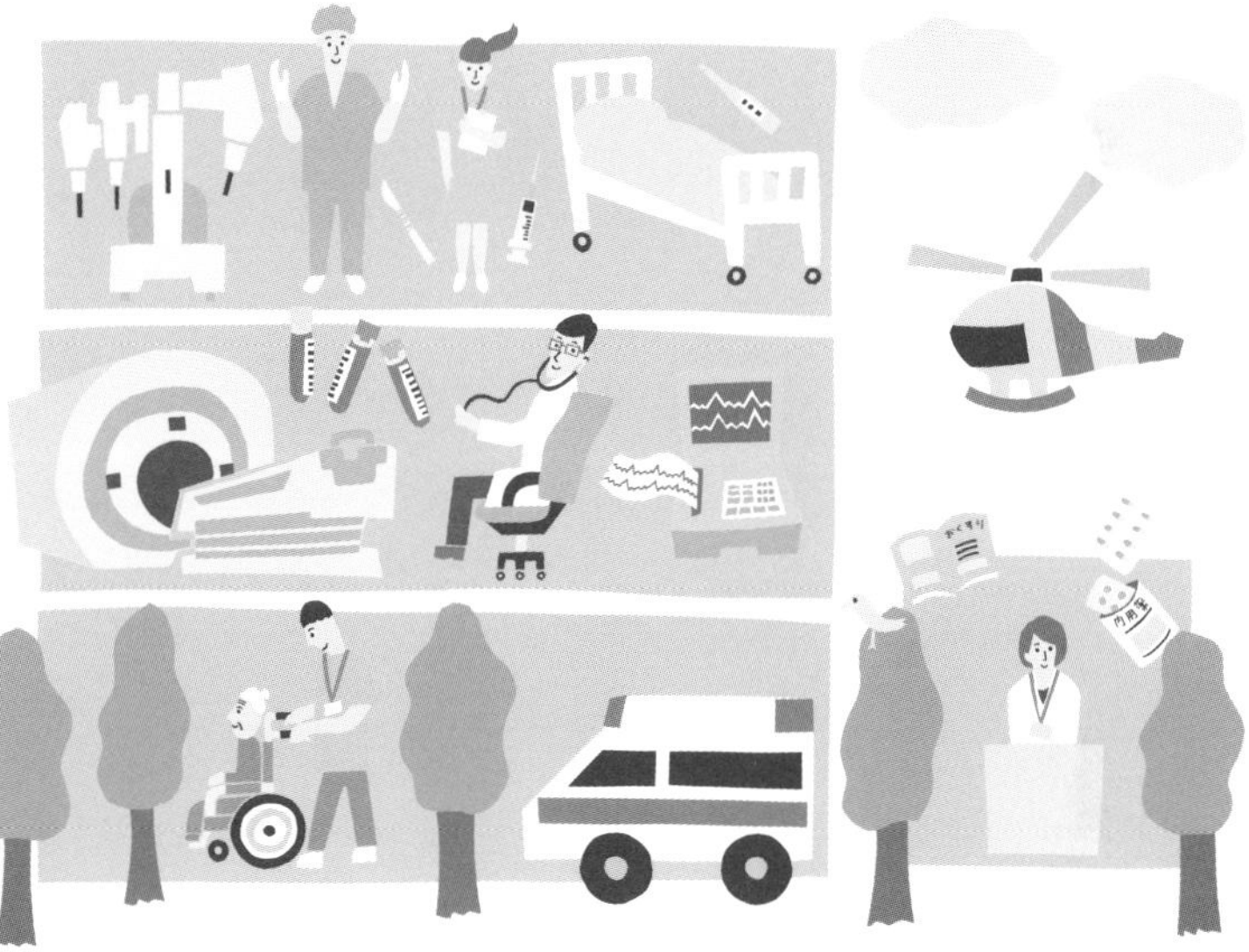

日本実業出版社

はじめに

「死と孤独」をテーマにした深田晃司監督作品の映画『さようなら』（2015年11月公開）は、大規模な原発事故が起きた近未来の日本を描いた作品です。国民は政府から「棄国」が宣言され、〝順番〟に難民として他国に向かうことになります。しかし、過去に犯罪に手を染めた者や、そもそも難民として日本に来た主人公のターニャは、いつまでたっても避難することができません。

孤独に耐えられない者は、自らの命を絶ちます。しかし、ターニャには、子供の頃に父親に買ってもらったアンドロイドの「レオナ」がいました。「レオナ」は、ターニャとのやりとりをベースに進化していきます。ターニャの感情を学習するため、ターニャが自ら自覚していないようなことも習得していくところが、とても印象的です。

「人間とアンドロイドとの違いは、欲望を持って生きるかどうかの違いなのかな」とインタビューに答えている深田監督は、同作の中で「レオナ」を〝人間らしく〟描いている一方、避難先が決まったターニャの彼氏とターニャをあっさりと別れさせたりするなど、人間を〝ロボットらしく〟描いています。

現在、わが国では、団塊の世代が75歳以上の後期高齢者になる2025年に向けて「地域包括ケアシステム」の構築が急がれています。同システムは、高齢者が一人であっても、住み慣れた地域でその有する能力に応じ自立した日常生活を営むことができるようにサポートするシステムであり、最期を迎える場所は自分で選ぶことを実現させるものです。

地域包括ケアシステムのテーマも「死と孤独」です。同システムが進んでいる地域では、独居の認知症患者の近隣に住む〝元気な高齢者〟が、カーテンや雨戸が毎日閉まっているか？　などの見守りをしていますが、近い将来、元気な高齢者の代わりに見守りを行なうのは、人工知能（ＡＩ）を搭載したロボットになるだろうと思われます。

ほかにも、ビッグデータの分析に基づく疾患の診断やアドバイスを得意とするＡＩが、医療分野で活用されてくることは間違いありません。おそらく、「自分の仕事がＡＩに奪われるのではないか」と不安に感じている人も多いのではないでしょうか。しかし、人間がＡＩよりも圧倒的に優れていることがあります。それは、「人を動かす」ということです。

「先生のためにがんばる」「薬剤師さんのために薬を飲む」このような言葉が医療の現場では聞かれます。近い将来、ＡＩの活用が拡大されたとしても、「ＡＩのために薬を飲む」というセリフを聞くことはないでしょう。医療従事者と患者がお互いに影響を与え合うという関係性は、どんなにＡＩが進化したとしても、補うことはできません。

相互に影響を与え合う関係は、医療従事者と患者の間だけにとどまりません。製薬企業や医療機器企業など、医療周辺企業もお互いに影響を与え合うことで、質の高い医療を実現することができます。

相互に影響を与え合うには、まずは相互理解が重要です。相互理解を深め「死と孤独」の課題に向き合うために、本書をご活用いただければ幸いです。

2016年6月

川越　満

最新業界の常識 Industry Knowledge よくわかる医療業界

もくじ

第2章　医療業界の仕事と就職事情

第3章　医療を支える制度の新しい流れ

第4章　病院・診療所の生き残り戦略

第5章　医薬品製造と流通のしくみ

第6章　多種・多様な医療機器メーカー

第7章　介護市場の広がりと関連企業

第8章　拡大する医療関連サービス産業

第9章　医療業界の未来・進むべき道

巻末ふろく——データでみる医療業界

ブックデザイン／志岐デザイン事務所（坂井正規）
カバーイラスト／もとき理川
本文DTP／一企画

第 1 章

医療業界のしくみと最新トレンド

医療業界の方向性

2025年に向け、十分に機能する地域包括ケアシステムの構築が急がれる

団塊世代が後期高齢者になる前に

第二次世界大戦直後の1947（昭和22）年〜49（昭和24）年の間に生まれた第一次ベビーブーム世代のことを指す「団塊の世代」が75歳以上になる2025年に向けて、厚生労働省が必ず実現しなければならないものがある。それは、地域包括ケアシステムの構築だ。

同システムは、重度な病気にかかることなく、できる限り健康で、住み慣れた地域での生活を継続し、自宅で最期を迎えたいという国民の期待に応えるしくみである。

もし、地域包括ケアシステムが完成しなければ、約800万人の団塊の世代の人たちを希望どおりに自宅で看取ることは不可能となるばかりか、万が一のときに病院に受け入れてもらえないという事態が起こる。

そのため、地域包括ケアシステムでは、「介護」「医療」「予防」という専門的なサービスと、その前提としての「住まい」と「生活支援・福祉サービス」が相互に関係し、連携しながら在宅の生活を支えることを目指している。

日常生活圏域（徒歩30分内＝中学校区など、全国で約1万か所）のなかで、自助・互

Point

◉地域包括ケアは団塊世代が75歳以上になる25年までの課題。
◉医療機関のみならず地域に住む高齢者や企業等のネットワーク作りが重要。

words 【病院】 医療法では、「医師または歯科医師が医業および歯科医業を行なう場所で、患者20人以上の収容施設を有するもの」と定義づけられている。病床数が19床以下は診療所となる。

助・共助・公助のバランスを保ちながら、医療、介護、予防、住まい、生活支援サービスが切れ目なく、有機的かつ一体的に提供される体制を構築していくことになる。

認知症患者を〝元気な高齢者〟がケア

25年には、①高齢者ケアのニーズの増大、②単独世帯の増大、③認知症を有する者の増加が想定されている。とくに、独居の認知症患者の増加は、地域の課題となる。この課題に対し、薬局が認知症が疑われる高齢者をスクリーニングして、認知症の専門医につなぐという取組みも必要になるが、それだけでは独居の認知症患者をケアするのは難しい。

すでに、地域包括ケアが進んでいるある地域では、認知症患者の近隣に住んでいる〝元気な高齢者〟が、朝晩のカーテンや雨戸の開け閉めを確認することで状況の変化を確認するという役割を担っている。

このように、地域包括ケアシステムでは、元気な高齢者にも役割を担ってもらわなければ、25年に700万人（現状の約1・5倍）を超えることが予想される認知症患者をケアすることは不可能である。

10年後に起きる超高齢社会がもたらす課題に対しては、1つの医療機関だけが努力しても解決することは難しい。他の施設とも連携しながら、「認知症を見守る街づくり」のようなネットワークを作っていくことが求められる。

一人勝ちを目指すよりも、地域との調和が医療機関にも企業にも、求められるのが地域包括ケアシステムだ。

今後は、地域包括ケアシステムの実現に向け、横浜保土ケ谷中央病院、聖隷《せいれい》横浜病院、横浜市立市民病院の3病院が地域医療連携協定を締結したように、〝競合同士〟の連携が全国で進むだろう。

医療業界のトレンド

ビッグデータを活用したデータヘルス事業とは？

Point

◉保険者が所有する個人情報を医療に活かそうとするのがデータヘルス事業。

◉データを重症化予防に役立てることが期待されている。

データの有効活用がはじまる

「なぜ、この人は死ななければいけなかったのか?」「数値が悪いのに受診していない人のデータを見て、これまでは、『透析になってしまうだろうな』とか、『死んでしまう』と思っているだけだった」——データヘルスの流れが、保険者の意識を変え始めている。

2015年6月10日に都内で開催された「健康と経営を考える会」第2回シンポジウムでは、保険者などから「データを持っているだけでは意味がない。介入しないといけない」などの意見が聞かれた。

データヘルス事業とは、保険者が保有するレセプトや特定健診・特定保健指導などの情報を活用し、加入者の健康づくりや疾病予防、重症化予防につなげるものだ。

政府が13年6月14日に閣議決定した「日本再興戦略」では、14年度中にすべての健康保険組合が「データヘルス計画」を策定し、15年度から実施することを求めていた。

レセプト情報と、08年度から始まった特定健診・特定保健指導（いわゆるメタボ健診）の結果を電子データとして手に入れた保険者は、加入者の健康・医療情報を継続的かつ電子的に保有している。

データヘルスの発想

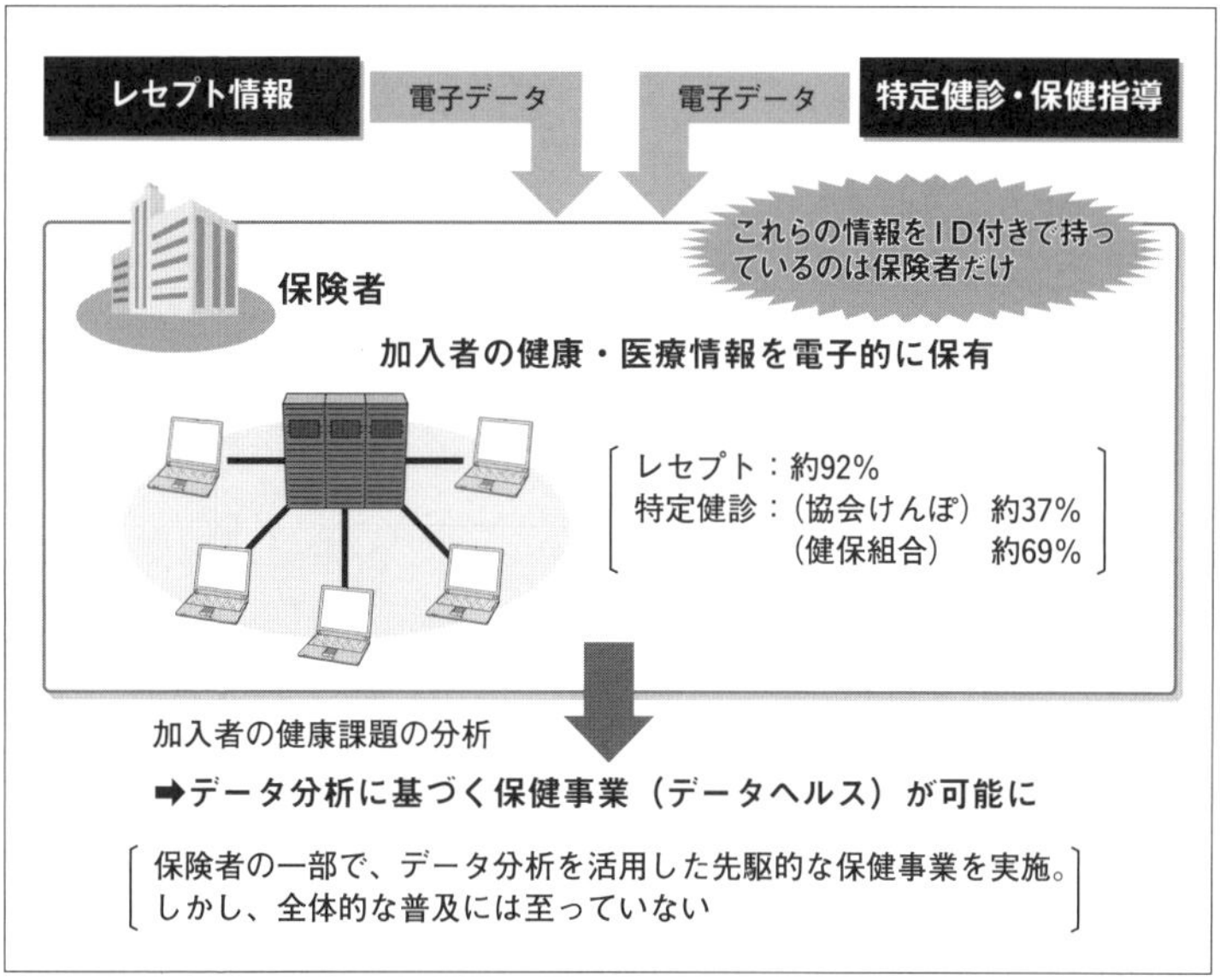

（出所）厚生労働省

これらの異なった情報をＩＤ付きで〝見える化〟できるのは保険者だけであり、これにビッグデータを活用した医療の質とＱＯＬの向上を目指す政府が目を付けたというわけだ。

重症化予防に期待が集まる

すでにモデル的にデータヘルスが実施されている広島県の呉市などでは、糖尿病重症化予防プログラム参加者の検査値に改善傾向が見られたり、透析移行の予防効果が期待されている。とくに、データヘルスで注力されるのは、「重症化予防などの費用対効果を踏まえた保健事業」だろう。

糖尿病性腎症等による人工透析患者の１人当たり医療費は、年間で約５５０万円にも及ぶ。逆にいえば、１年間、透析導入を遅らせることができれば、高級車１台分に相当する５００万円以上の医療費を削減できることになる。

厚労省VS自治体・他省庁

今後の医療・介護をもう厚生労働省には任せておけない？

Point

◉地域包括ケアを無視する特別養護老人ホームが現れた。

◉財務省や経産省が診療報酬改定に具体的な内容で口を挟むようになってきた。

厚労省の意向を無視!?

地域包括ケアシステム（62ページ参照）について厚生労働省が、「可能な限り住み慣れた地域で、自分らしい暮らしを人生の最期まで続ける」ことを目標に掲げている最中に、東京都杉並区は２０１４年12月11日、南伊豆町および静岡県との3者で、静岡県南伊豆町に特別養護老人ホーム（特養）の整備に関する基本合意書を締結したことを発表した。

驚くことに、杉並区民が入所できる特養を17年にも南伊豆町に整備するという。都道府県の枠を超えて、自治体が連携して特養をつくるのは初めてのことだ。

杉並区における特養の入所希望者は１８００人に達している。しかし、区内に特養をつくる余裕は経済的にも物理的にもないと判断したのだろう。今回の合意によって、杉並区は入所を待つ待機高齢者を減らせるほか、南伊豆町は雇用創出が期待される。

今回のような都市部と地方の双方にプラスになる自治体間連携が、厚生労働省の狙いとは裏腹に全国に広がるかもしれない。

経産省の詳細な地域分析

一方、15年11月24日の財政制度等審議会

（財務大臣の諮問機関）は、16年度予算の編成等に関する建議の中で、本来、最低でも確保したい社会保障関係費の自然増6700億円分を認めず、「当審議会としては、確実に高齢化による増加分の範囲内（5000億円弱）にしていくことを求めたい」と明記した。

つまり、高齢化にともなう医療費の自然増分のアップも許さないというわけだ。診療報酬改定（74ページ参照）における財務省の〝マイナス改定〟を求める声は、毎回、強まっており、その指摘内容も具体的になっている。

財務省に加え、最近では経済産業省も口を挟むようになってきた。

経済産業省は15年3月18日、1月から開催してきた「将来の地域医療における保険者と企業のあり方に関する研究会」の報告書がまとまったことを公表した。

報告書は、地域医療構想を策定する際に意見を求められることになった保険者（協議会）に対する〝提言用の参考テキスト〟となっている。具体的には、40年まで見据えた医療需要の推計や現状の医療提供体制に関する考え方を整理したうえで、医療保険者と企業が連携して行なう医療提供体制および医療需要の適正化についての提言の方策について検討を行なっている。

たとえば、今後、入院医療需要が減少していく地域に関しては高度急性期・急性期病床を、リハビリテーションなどケアの部分が中心となる回復期・慢性期病床に転換をうながすように書かれている。

この経済産業省の報告書を医師に紹介すると、「厚生労働省でもここまで細かい分析データは出さない」と驚く。厚生労働省だけに任せていては、医療や介護はよくならない。自治体や他省庁の動きは、そう語りかけているように思える。

医療業界の市場規模

増える国民医療費を営利企業が虎視眈々と狙う

Point

◉現在、医療費の対GDP比はOECD平均を大幅に上回っている。

◉ヘルスケア、健康、高齢者の生活支援まで市場規模を広げると100兆円超の可能性も。

ハイペースで膨らむ医療費

「日本は医療や医薬品の支出が増大しているなか、支出に見合った価値があるよう確実にしなければならない」――経済協力開発機構（OECD）は、2015年11月4日に「図表で見る医療2015年版」を発表し、日本の医療費が近年、大半のほかのOECD諸国よりもはるかに速く増加しており、GDP成長率をも上回っていることを指摘した。

以前は「日本の医療費は安い」と、医師系団体からよく言われたが、現在の医療費の対GDP比はOECD平均を大幅に上回っており、OECD平均の8・9％（13年）に対し、日本は10・2％となっている。

日本の医療市場規模を語るうえで最も使われるのが「国民医療費」だ。医療機関などにおける傷病の治療に要した費用を中心に推計したもので、診療報酬、薬剤費、看護費、保険診療のあんま・はりに支払う費用などを含む。一方、正常な妊娠・分娩や差額ベッドなどの保険外併用療養費、予防・健康管理サービス部分に加え、管理業務に相当する費用や医療機関などへの公的な補助金などは、国民医療費に含まれていない。

厚生労働省が15年10月7日に公表した「国

民医療費の概況」によると、13年度の国民医療費は、対前年度比8493億円（2・2%）増の40兆610億円となり、はじめて40兆円を突破した。

人口1人当たりの国民医療費は、同7200円（2・3%）増の31万4700円。国民医療費の国民所得に対する比率は同0・08ポイント減の11・06%だった。

この40兆円の中には、約9兆円の医療用医薬品市場や約7兆円の調剤薬局市場が含まれている。OECDは、日本の医薬品への公的支出の伸び率が09年以降、実質ベースで毎年ほぼ5%に達していることを問題視しており、支出の減少を求めている。

国民医療費は毎年約1兆円ペースで増加しているため、少なく見積もっても、25年度には52兆円程度に膨らんでいることが予想される。厚生労働省は25年度の国民医療費を61兆8000億円（サービス提供体制について、機能強化や効率化等の改革を行なった場合）と推計している。

範囲を広げれば100兆円規模

国民医療費は日本独自の集計方法であり、OECDが各国の医療費を比較する際に用いているのは「総保健医療支出」というデータだ。日本の11年度の総保健医療支出は47兆1538億円となっている。11年度の国民医療費が38兆5850億円だったため、差し引き8兆5688億円の開きがある。この開きのなかに、国民医療費には含まれていない予防・健康管理サービスや医療周辺サービスの費用も含まれている。

さらに、「ヘルスケア」や「健康」、高齢者の「生活支援」まで市場規模を広げれば、100兆円を超えているだろう。成長が約束されている市場に対し、営利企業が新たな市場を創造することを虎視《こし》眈々《たんたん》と狙っている。

メタボリックドミノをストップさせるために

Point

◉特定健診の実施率、特定保健指導の終了率はともに目標値には及んでいない。
◉メタボリックシンドロームのなかでも、糖尿病対策が重要課題。

効果はあるが目標未達のメタボ健診

２００８年度に特定健診・特定保健指導制度をスタートする際、厚生労働省は「メタボリックシンドローム」（内臓脂肪症候群）というキーワードを広げることに成功した。

08年度に38・９％だった特定健診実施率は13年度には47・６％にまで上昇したが、当初の目標である70％には遠く及んでいない。

特定保健指導の終了率も08年度の７・７％から13年度には17・７％にまで増えたが、こちらも目標の45％の約3分の1という状況だ。

目標は達成していないものの、メタボリックシンドローム該当者および予備群が08年度と比較して13年度は３・４７％減少していることは明るい話題だ。

さらに、厚生労働省の「保険者による健診・保健指導等に関する検討会」のワーキンググループが15年6月に発表した第三次中間まとめによると、特定保健指導の積極的支援、動機付け支援を終了した人では、３疾患関連（高血圧症、脂質異常症、糖尿病）の１人当たり入院外医療費に一定の適正化効果がみられたという。

具体的には、08年度に特定保健指導（積極的支援）を受けた男性参加者は不参加者と比べ、09～11年度の外来医療費が７０２０～５３４０円低かった。女性も７５５０～６３９０円差で有意に低かったという。

メタボ対策の最優先事項とは？

しかし、厚生労働省が15年12月に発表した「２０１４年国民健康・栄養調査」によると、「糖尿病が強く疑われる者」の割合は、男性15・５％、女性９・８％であり、06年からみると、男女ともに有意な変化はみられないのが実情だ。

生活習慣病の中でも、とくに重症化すると長年にわたって医療費がかさむ糖尿病対策は、高齢化に伴ってますます重要になる。

15年７月に開催された第４回健康日本21（第二次）推進専門委員会では、健康日本21の第二次計画における各項目の進捗状況について発表があった。それによると、糖尿病に関する計画としてあげられていた、①合併症（糖尿病腎症による年間新規透析導入患者数）の減少、②治療継続者の割合の増加、③血糖コントロール指標におけるコントロール不良者の割合の減少（ヘモグロビンエイワンシー：HbA1cがＪＤＳ値８・０％（ＮＧＳＰ値では８・４％）以上の者の割合の減少）、④糖尿病有病者の増加の抑制――のいずれも目標値との乖離が小さくないことがわかった。

また、同委員会の委員が提出した「糖尿病についてのまとめ」では、次のようなことが指摘された。

一次予防

・糖尿病が強く疑われる人、可能性を否定できない人は減少の傾向

・50歳代未満では内臓脂肪型肥満の影響が大きく、内臓脂肪を減らす取組みが重要

・高齢者では肥満だけでなく、インスリン分泌量の低下、筋肉量の減少など、加齢による変化が糖尿病の発症、進展に影響を与えるた

メタボリックドミノ

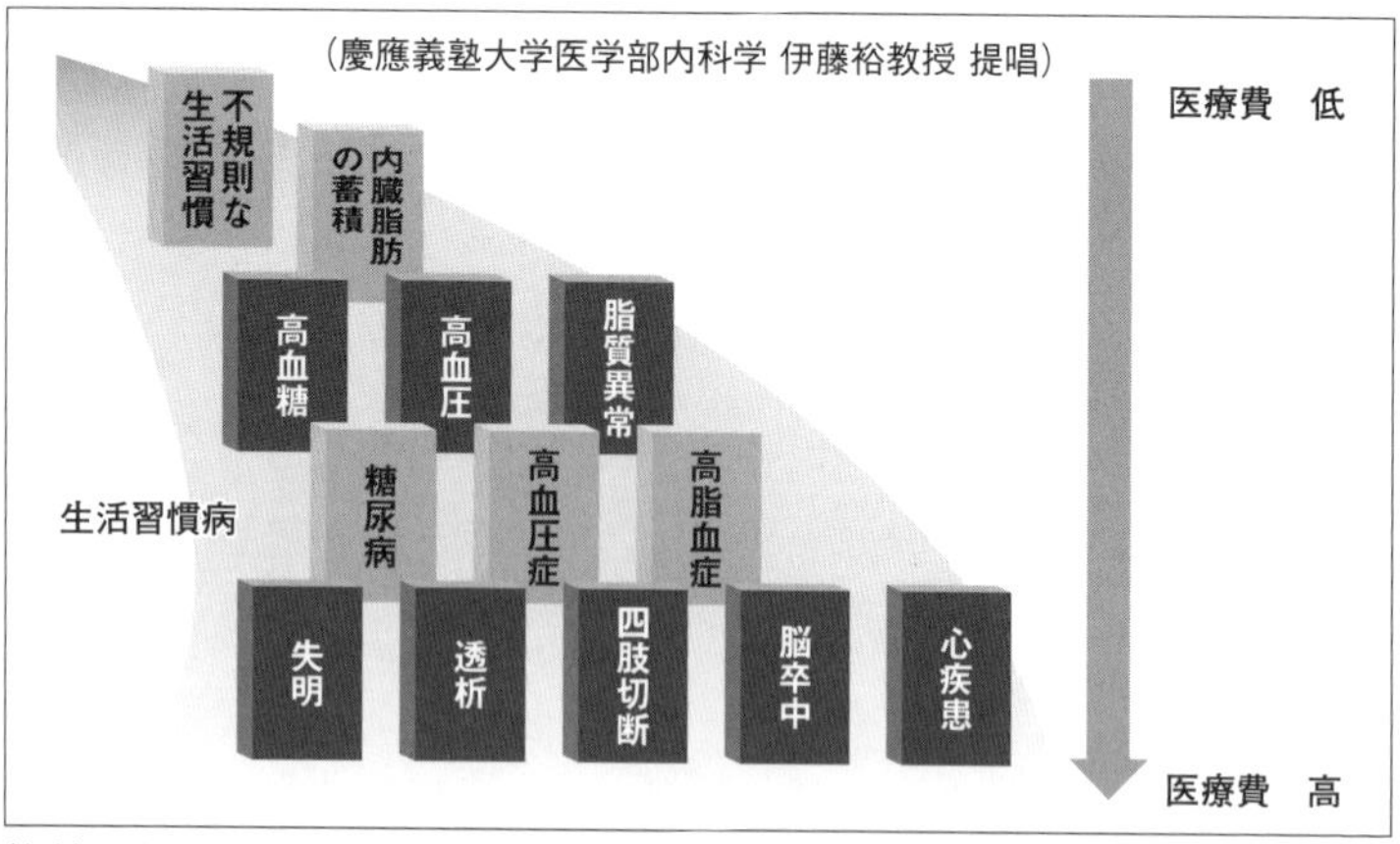

（参考）八女市ホームページより

め、身体活動量の増加等のさらなる対策が必要である

二次予防

・糖尿病と言われても治療を受けていない人がいまだ半数近く存在する

・血糖コントロールを改善するために、糖尿病予防活動・医療のさらなる向上、受診しやすい環境づくり等の対策が必要である

三次予防

・透析の原因の第2位の糖尿病性腎症による新規導入は、近年増加が抑制される傾向があるが、引き続き注視が必要である。透析導入患者の高齢化がみられる

　メタボリックドミノの図のように〝上流〟の段階でとどまっていれば、医療費は年間数万円で済むが、〝下流〟の透析まで悪化してしまうと、医療費は年間500万円を超えてしまう。

製薬企業のビジネスモデル

落ち込む国内医薬品市場に焦る製薬企業

Point
◉ジェネリック世界最大手テバと国内最大手の武田薬品が合弁会社設立。
◉新薬開発か、ジェネリック売上を伸ばすか経営の見極めが求められる。

テバと武田がまさかの〝再婚〟

ジェネリック医薬品（後発医薬品）世界最大手のテバファーマスーティカル・インダストリーズ（イスラエル）と興和の合弁会社として2008年11月に設立された「興和テバ」は、11年9月に合弁事業の解消を発表した。わずか3年足らずの〝結婚生活〟だった。

あれから約4年が経過した15年11月30日、〝バツイチ〟となったテバの再婚相手に業界全体が驚いた。テバが国内最大手の武田薬品との合弁会社を設立することを発表したのだ。

新会社は16年4月に発足され、テバのジェネリック医薬品に加え、武田薬品の特許期間が満了した医療用医薬品（長期収載品）を取り扱うことになった。

テバ社グローバル・ジェネリック・メディシン（Global Generic Medicines）の社長兼CEOであるSiggi Olafssonは、「他に類を見ない両社の強みの融合は、急速に成長する日本のジェネリック医薬品市場をリードするにふさわしいポジションに新会社を位置づけるものであり、遅くとも20年度末までにジェネリック医薬品の数量シェア80％を達成するという日本政府の目標にも沿うもの」と、今回の合弁会社設立を喜んでいる。

14年から急拡大した後発医薬品市場

　武田薬品は14年度の連結売上が１兆７７７８億円（５・１％増）と増収を記録したが、このうちの59・９％は海外の売上で、国内は13年度から２１１億円減の７１２８億円となった。国内が低迷した要因は、後発医薬品の浸透と薬価改定による減少分が５８８億円もあったためだ。

　14年度にはＤＰＣ病院（79ページ参照）に「後発医薬品指数」という、病院で一気に後発医薬品の使用を促進する切り札が導入されたこともあり、製薬企業関係者が「想定外」と口をそろえるほど、後発医薬品の使用が拡大した。とくに、売上に占める長期収載品の割合が高い企業は、一気に業績が悪化した。

　さらに、15年６月に閣議決定された「経済財政運営と改革の基本方針２０１５」（骨太方針２０１５）では、後発医薬品の数量シェアの目標値について、17年央に70％以上、18年度から20年度末までの間のなるべく早い時期に80％以上とすると明記された。

　新製品を発売し、伸長させるスピードよりも、これまで経営の屋台骨を支えてきた長期収載品の売上の減少のスピードのほうが大きい。何もしなければ、売上を後発医薬品メーカーに奪われることになる。国内の売上減少を避けたい武田薬品と、日本市場でのポジションを確立したいテバの合弁会社設立は、このような背景から来たものだろう。

　一方、すでに後発医薬品部門を持っているエーザイは15年10月15日、同社の消化器疾患領域事業と、味の素製薬を16年４月に統合し、新会社「ＥＡファーマ」を設立すると発表した。伸びる市場と縮む市場を見極めながらの舵取りが、製薬企業の経営には求められるようになってきた。

医薬品卸のビジネスモデル

安定的な医薬品供給を継続するために経営の体質改善が求められる

Point
◉日本の医薬品流通は毛細血管型と呼ばれている。
◉寡占化が進んだが体質改善はこれからの課題。

日本の医薬品卸の機能

「公的医療保険制度を持続可能なものとするため、これまでも流通当事者間で流通経費等の公平な負担が行なわれ、制度の安定的な運営に寄与してきた卸売業者は、①全国民への医療用医薬品の安定供給、②我が国薬価制度に必要不可欠な薬価調査への協力、③イノベーション評価の指標となる販売価格の調整という重要な役割を果たしている。このような重要な役割を他に果たせる主体はなく、安定的に一定の適正な利益が確保されることが重要である」

厚生労働省が2015年9月にまとめた「医薬品産業強化総合戦略」の中で、医薬品卸に対する〝感謝〟の言葉が盛り込まれている。

日本の医薬品流通は、〝毛細血管型〟と呼ばれている。日本医薬品卸業連合会（卸連）によれば、23・6万軒の医療機関・薬局に対する多品種少量多頻度配送が〝動脈機能〟としてある。一方、〝静脈機能〟としては、不良品の回収や副作用情報等の収集だ。

このほか、製薬会社の代理として医薬品情報を医療機関・薬局に提供したり、感染症や災害対策等の危機管理流通も担っている。

卸連によると、医薬品卸の機能は大きく以下の4つに分けられる。

①物的流通機能

仕入機能、保管機能、品揃え機能、配送機能、品質管理機能

②販売機能

販売促進機能、販売管理機能、適正使用推進機能、コンサルティング機能

③情報機能

医薬品等に関する情報の収集および提供機能、顧客カテゴリーに応じた情報提供機能

日本の医薬品流通は“毛細血管型”

	人口	病院	診療所	薬局	計
日本	1.3億人	0.85万	17万	5.7万	23.6万
米国	3.0億人	0.6万	—	6.5万	7.1万
ドイツ	0.8億人	0.2万	—	2.2万	2.4万

（出所）日本：「医療施設調査」「衛生行政業務報告」厚生労働省、米国、ドイツ：医療経済研究機構

医薬品の流通経路

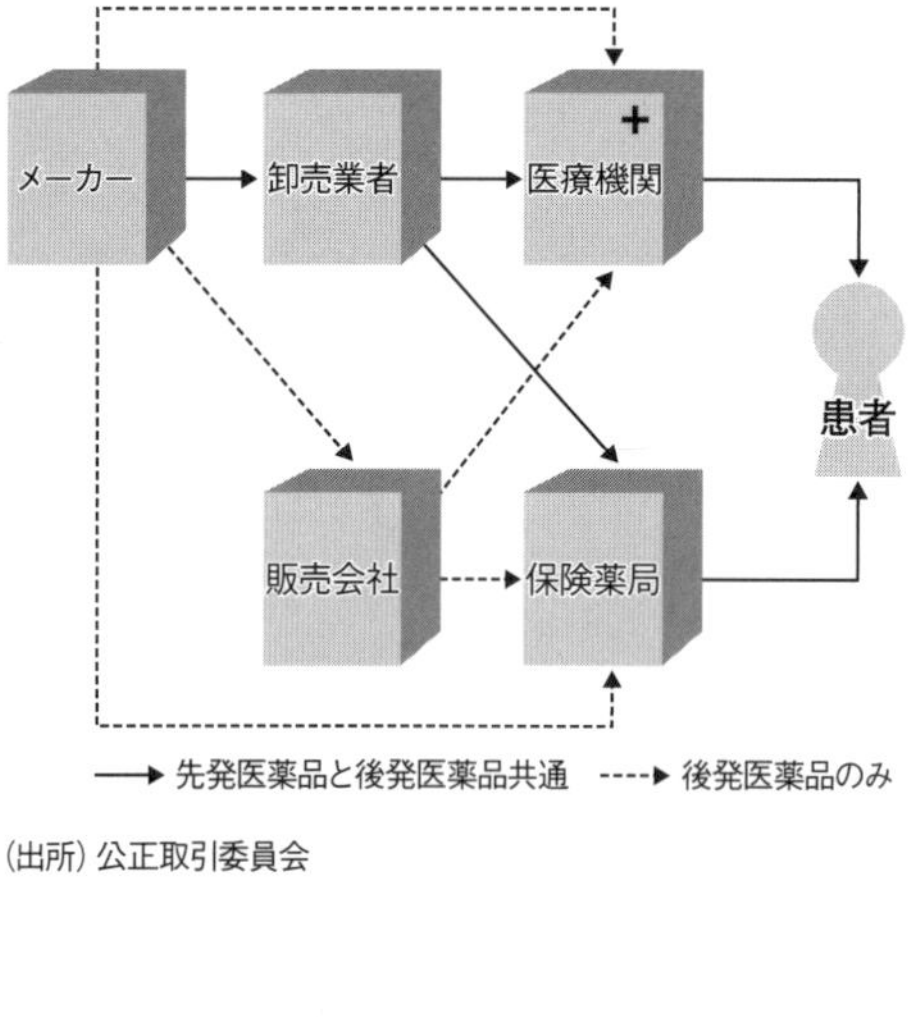

（出所）公正取引委員会

アルフレッサホールディングスの医療用医薬品卸売業売上高の推移

（単位：百万円）

科目 ＼ 決算期		2016年３月期	2015年３月期	2014年３月期
医療用医薬品等卸売事業	医療用医薬品	2,052,165	1,974,043	2,050,081
	診断薬	75,657	73,887	74,735
	医療機器・用具	135,967	131,451	136,104
	一般用医薬品	1,568	1,984	2,595
	その他	25,426	23,803	23,863
	計	2,290,783	2,205,168	2,287,378

（出所）アルフレッサホールディングス決算説明資料

④金融機能

債権・債務の管理機能

寡占化進むも体質改善遅れる

医薬品卸は近年、再編が続き、現在では４グループ（メディパルホールディングス、アルフレッサホールディングス、スズケン、東邦ホールディングス）による寡占状態になっている。

今後の医薬品卸の経営は、「消費税増税」「調剤報酬改定」「薬価改定」「過当競争」などが予想されるため、医薬分業の流れとともに、シェアが増えている調剤薬局市場での苦戦が確実だ。当然、卸が傘下に抱える調剤事業の利益も悪化することになる。収益源だった調剤事業の利益がなくなれば、医薬品卸の経営はますます厳しくなる。

医療用医薬品の安定供給に支障が起こらないように、体質改善が求められている。

調剤市場のゆくえ

国民医療費の2割を占める調剤市場

Point

◉調剤市場が拡大し、複数の上場企業を生み出した。
◉今後は調剤薬局チェーンの寡占化が進むだろう。

医薬分業の経緯と進行

病院や診療所などの医療機関が院外処方せんを発行し、患者がその処方せんを薬局に持参して薬を受け取る――という医薬分業のシステムは、日本が外圧を受けて推進を図ってきたシステムである。

1946年にGHQのサムス准将が「医師が薬を売り薬剤師が雑貨を売っている」と日本の医療を痛烈に批判し、その後49年にアメリカ薬剤師協会使節団が医薬分業を勧告してから、日本の医薬分業が少しずつ進んできた。

調剤医療費は、医薬分業の進展に伴い増加し、14年度で7・2兆円（対前年度比2・3%増）に達している。処方せん枚数は約8億枚である。クレジットカード発行枚数2億5890万枚（15年3月末）と比較すると、その数の多さが実感できるかもしれない。

こうした市場拡大を背景に、**アインホールディングス**、**日本調剤**、**総合メディカル**、**クオール**といった大手調剤チェーンが株式を上場し、業績を拡大させてきた。最大手アインホールディングスの連結売上高は1879億400万円（15年4月期）で、対前年度比10・4%増と順調だ。同社は、「売上高は、既存店が堅調に推移し、M&Aを含む新規出

words 【保険薬局】 調剤薬局という言葉は造語で、正式には保険薬局という。「調剤薬局」という言葉を嫌う薬局関係者も少なくないので、薬局を相手にビジネスを展開する人は配慮したい。

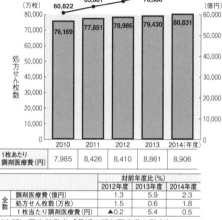

店が寄与したことで前年同期比110・4%となった。当社グループは、M&Aを含む新規出店による売上規模拡大に加え、調剤薬局およびコスメ&ドラッグストアの質の向上に取り組み、変化する事業環境に対応しながら成長を続けていく」と述べている。

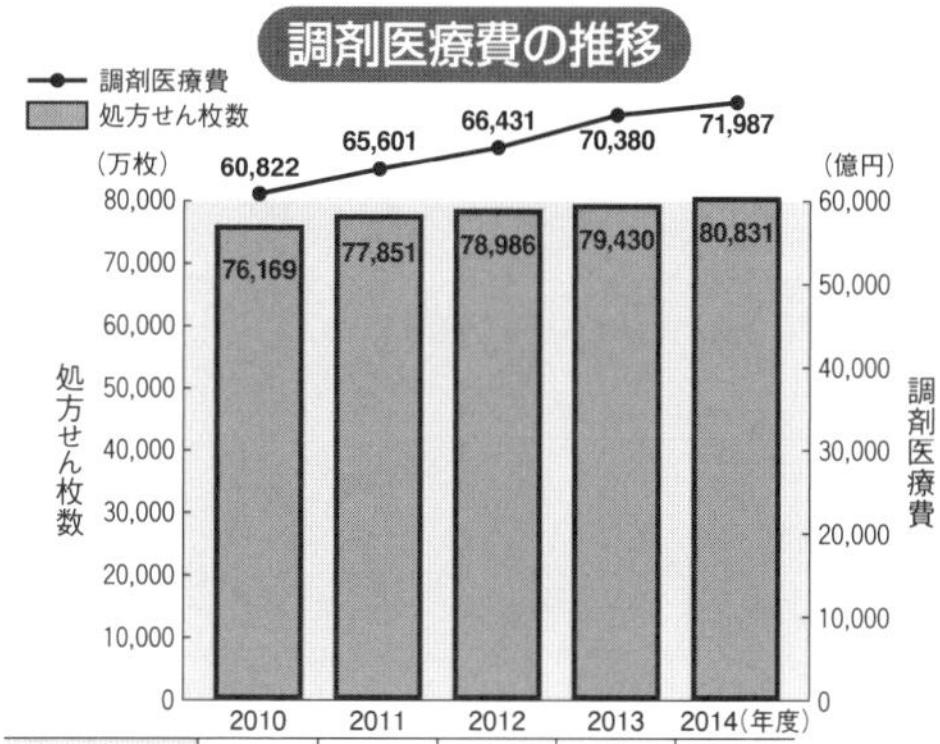

1枚あたり調剤医療費(円)	7,985	8,426	8,410	8,861	8,906

		対前年度比(%)		
		2012年度	2013年度	2014年度
全数	調剤医療費(億円)	1.3	5.9	2.3
	処方せん枚数(万枚)	1.5	0.6	1.8
	1枚当たり調剤医療費(円)	▲0.2	5.4	0.5

(出所) 厚生労働省「最近の調剤医療費の動向」

儲けすぎに対する財務省の怒り

こうした〝営利企業〟の業績の好調ぶりに財務省が待ったをかけようとしている。15年10月30日に開催された財政制度等審議会・財政制度分科会では、「現行の調剤報酬については、診療報酬本体とは別に、ゼロベースでの抜本的かつ構造的な見直しが必要」など、厳しい指摘が財務省からあった。

具体的には、処方せんの受付やピッキング業務に集中して収益をあげる現状を是正し、いわゆる「大型門前薬局」の経営に、あまりうまみがないような制度への変更を求めた。

厚生労働省も門前薬局ではなく、「かかりつけ薬局」「かかりつけ薬剤師」を今後は国として支援し、評価していくことを15年10月に策定した「患者のための薬局ビジョン」の中で明らかにし、16年度に調剤報酬体系を大きく見直した。

医療機器業界の実情

中小ひしめく医療機器業界は得意分野・技術の研鑽がカギ

Point

◉医療機器は多種多様で、大手企業ほか中小企業も活躍している。

◉身体の安全にかかわる機器であるため医薬品医療機器等法の規制を受ける。

医療機器業界の現状と広がり

医療機器業界をまとめ、医療機器・医療用具の開発、生産、流通に携わる事業団体の連合協議体として、１９８４年に日本医療機器産業連合会が設立された。

現在、19の構成団体があり（次ページ**表**参照）、傘下の企業は製造会社が２１４０社、販売会社が２２３０社で、合計４３７０社だ。また、就労者数は12万人を数える。

たとえば、ＣＴスキャナー、ＭＲＩといった大型の診断用機器を取り扱う企業団体が日本画像医療システム工業会、人工呼吸器、ペースメーカーなどの団体が日本医療機器工業会、コンタクトレンズの団体は日本コンタクトレンズ協会といったように、医療機器業界の分野は幅広い。

分野が幅広いと、数少ない企業ですべてをカバーするのは難しい。そのため、大手企業のみならず、得意分野・技術を持った中小企業が活躍する機会も多い。

たとえば、画像診断システムや生体現象計測システムなど診断系の機器は大手企業が中心となっているが、それ以外では中小企業も目立つ。また、メスやピンセット等の鋼製器具は、小規模の企業の取扱いが多い。

words 【医薬品医療機器等法】「医薬品、医療機器等の品質、有効性及び安全性の確保等に関する法律」の略称。薬機法とも。医薬品、医療機器等の安全かつ迅速な提供の確保を目的とするため薬事法を改正する形で2014年に11月に施行された。

日本医療機器産業連合会の構成団体

団体名	主要取扱い製品・事業
㈳日本画像医療システム工業会	診断用Ｘ線装置、X線CT装置、MRI装置、Ｘ線フィルム　他
㈳電子情報技術産業協会	生体現象測定記録装置、映像検査装置、医療システム、超音波画像診断装置　他
日本医療機器工業会	麻酔器、人工呼吸器、ペースメーカー、手術用メス等処置用機器、手術台等施設用機器　他
日本医療機器テクノロジー協会	ディスポーザブル製品（注射器・カテーテル等）、人工関節、人工骨・材料、人工腎臓装置、透析器、人工心肺、人工膵臓、人工血管、人工心臓弁　他
日本医療機器販売業協会	医療機器・医療用品販売業
㈳日本ホームヘルス機器協会	家庭用低周波治療器、家庭用電位治療器、家庭用吸入器、家庭用マッサージ器　他
日本医用光学機器工業会	医用内視鏡、眼科機器、眼鏡レンズ、眼鏡機器　他
㈳日本歯科商工協会	歯科器械、歯科材料、歯科用薬品（製造、輸入、流通事業）他
㈳日本分析機器工業会	臨床化学自動分析装置、血液検査装置、検体検査装置　他
日本コンタクトレンズ協会	コンタクトレンズ、コンタクトレンズ用ケア用品　他
日本理学療法機器工業会	低周波治療器、温熱療法用機器、マッサージ器、牽引器　他
日本眼科医療機器協会	眼科用検査器械、眼科用手術器械　他
日本在宅医療福祉協会	在宅医療用具、介護機器、福祉機器　他
（社）日本補聴器工業会	補聴器
商工組合 東京医療機器協会	診察・診断用機器、ディスポーザブル用品、研究室用機器、医療機器・用具全般コンサル等
（社）日本補聴器販売店協会	補聴器の販売業
㈳日本衛生材料工業連合会	医用不織布ガーゼ、生理処理用タンポン、メディカル用ペーパーシーツ、救急絆創膏　他
日本コンドーム工業会	男性用及び女性用コンドーム
日本医療用縫合糸協会	医療用縫合糸、医療用針付縫合糸、医療用縫合針　他

（出所）日本医療機器産業連合会

世界的な視野でみると

医療機器は、直接、間接に人命や身体の安全にかかわる機器である。このため、他の産業機器と異なり、医薬品医療機器等法（薬機法）の規制を受けている。

05年の薬事法（当時）改正により、医療機器の製造、販売等に携わる業態は、製造販売業、製造業、販売業または賃貸業、そして修理業という形になり、輸入販売業という区分はなくなっている。

各業態により品質管理、安全管理などの許可基準が異なるので、医療機器市場で事業展開する企業、あるいは参入を考える企業は、自社の強みや特性を考慮して業態を選ぶことが重要になる。

日本の医療機器業界を世界的にみると、診断系機器は健闘しているが、治療系機器は弱いというのが実状だ。とくに画像診断システム分野では世界市場でもリーディングカンパニーの1つに位置づけられる企業もある一方で、治療系の分野では、内視鏡など一部の機器を除いては弱いといわざるを得ない。

近年の国内出荷額の拡大もカテーテルなどの輸入品の増加による部分が大きい。今後は他産業とも連携し、患者の身体に極力負担をかけない新しい治療系機器の開発が期待される。

日本医療機器産業連合会は、重点施策として産業基盤の強化、国際化推進をあげている。産業基盤の強化としては、イノベーション人材の育成と医工産学連携が提唱されている。

また、国際化推進では国際規制の整合化、海外事業展開の支援、国際競争力の強化がうたわれている。

第2章

医療業界の仕事と就職事情

医療関連就業者の就職動向

一家に1人は医療・介護業界の人材へ

Point

◉近い将来、医療業界の中でも、人工知能に代替される職種と代替されない職種に分かれる。
◉労働集約型の医療産業は、市場拡大と人材ニーズが比例する。

製造業に迫る医療・福祉の就業者数

10～20年後に、日本の労働人口の約49％が就いている職業が人工知能やロボットに代替される――。野村総合研究所が２０１５年12月２日に発表したレポートでは、国内６０１種類の職業について、それぞれ人工知能やロボット等で代替される確率を試算している。

人工知能等への代替可能性が高い職業として医療業界からは、医療事務員、診療情報管理士が、代替可能性が低い職業には、内科医、外科医などの医師系、医療ソーシャルワーカー、理学療法士などが選ばれている。

レポートは「抽象的な概念を整理・創出するための知識が要求される職業、他者との協調や、他者の理解、説得、ネゴシエーション、サービス志向性が求められる職業は、人工知能等での代替は難しい傾向にある」と指摘している。現状でも、医療職種は不足がちであるが、たとえ人工知能が発達しても、代替するのは難しそうだ。

総務省統計局の「労働力調査」によると、14年度平均の就業者数は６３６０万人と前年に比べ38万人増加、医療、福祉では20万人増加して７５９万人にまで膨らんだ。次ジ《ペー》**上表**で示したように、医療、福祉の分野だけで全就業者数の約12％に達している。

売り手市場の医療職

もう1つの他産業との大きな違いは、有効求人倍率の高さである。厚生労働省の資料によると、全職業では1前後で推移している有効求人倍率が、「医師、歯科医師、獣医師、薬剤師」では7・03と高くなっている。全体で0・3台と景気が低迷していた09年頃でも、医療関係職は現状と変わらない高い水準をキープしており、景気の回復とともに上昇した建築関係などとは大きく異なる。

医療産業は「労働集約型」であるため、市場が拡大する分だけ人材が必要となる。今後は、人材をどのように確保するかが、医療・介護施設、そして国の大きな課題となる。

産業別就業者数（2014年度平均）

		実数(万人)
就業者		6,360
おもな産業別就業者	農業、林業	210
	建設業	503
	製造業	1,042
	情報通信業	203
	運輸業、郵便業	336
	卸売業、小売業	1,061
	学術研究、専門・技術サービス業	212
	宿泊業、飲食サービス業	383
	生活関連サービス業、娯楽業	236
	教育、学習支援業	300
	医療、福祉	759
	医療業	376
	保健衛生	11
	社会保険・社会福祉・介護事業	372
	サービス業(他に分類されないもの)	401
	公務	232

（出所）総務省統計局「労働調査」

専門的・技術的職業の有効求人倍率

	新規求人倍率	有効求人倍率
職業計	1.59	1.03
専門的・技術的職業	2.70	1.80
開発技術者	2.86	1.88
製造技術者	0.67	0.48
建築・土木・測量技術者等	6.27	4.25
情報処理・通信技術者	3.53	2.14
その他の技術者	1.99	1.29
医師、歯科医師、獣医師、薬剤師	10.10	7.03
保健師、助産師、看護師	3.91	2.75
医療技術者	4.11	2.93
その他の保健医療の職業	2.10	1.45
社会福祉専門の職業	3.18	2.28
美術家、デザイナー、写真家	0.70	0.40
その他の専門的職業	0.90	0.60

※）常用（除パート）
（出所）「一般職業紹介状況(2015年10月分)」厚生労働省

医療機関は職種が細分化し専門職の集団になっている

Point

◉医療職種は専門化され、どんどん細分化している。
◉１００種類に及びそうな専門職をマネジメントするのは大変だ。

増え続ける医療関連職

厚生労働省が毎年まとめている「医療施設調査２０１４年版」には、従業員の状況がまとめられている（次ページ表参照）。

病院には医師が21万１１１２・４人、薬剤師が４万６６６３・４人、看護師が76万７７００・８人勤務している。その他職種を含めると41種類以上の職種が集計されているが、各職種はさらに細分化されている。

たとえば、医師は、医療法において広告が認められている診療科目だけでも56科もある。看護師には、一般看護師のほかに、専門看護師（11分野）、認定看護師（21分野）、認定看護管理者があり、このうち27資格については看護師も広告が可能だ。薬剤師は「がん専門薬剤師」（日本医療薬学会）のみが広告可能だが、ほかにも、感染制御専門薬剤師、抗菌化学療法認定薬剤師、精神科専門薬剤師、妊婦・授乳婦専門薬剤師、ＨＩＶ感染専門薬剤師、ＮＳＴ専門薬剤師、緩和薬物療法認定薬剤師という専門薬剤師資格等がある。

専門細分化に合った組織が必要

事務系職員も連携担当者や診療情報管理士、医療クラークといった新しい職種が続々と登場しており、今後も医療関係職種は多様化していくことが予想される。
このように細分化すると、100種類にも及びそうな医療関連職種をマネジメントすることは容易ではない。経営者がミッションとビジョンを掲げ、1人1日当たりの入院・外来単価や平均在院日数、臨床指標などの目標数値をKPI（重要業績評価指標）に設定し、各職種がどのように貢献するのか考えることが求められる。

職種別にみた病院・診療所の常勤換算従事者数

2014年10月1日現在　（単位：人）

	病院※1)	一般診療所
総数	2,043,369.0	681,101.1
医師	210,112.4	130,678.2
常勤※1)	169,600	101,654
非常勤	40,512.4	29,024.2
歯科医師	10,006.1	1,883.7
常勤※1)	7,985	1,161
非常勤	2,021.1	722.7
薬剤師	46,663.4	4,842.2
保健師	5,272.1	6,985.0
助産師	22,223.8	6,847.9
看護師	767,700.8	110,610.4
准看護師	135,799.0	86,491.1
看護業務補助者	196,696.0	22,177.1
理学療法士（ＰＴ）	66,151.4	10,988.4
作業療法士（ＯＴ）	39,786.2	2,349.9
視能訓練士	3,968.2	3,764.7
言語聴覚士	13,493.4	758.6
義肢装具士	62.5	41.9
歯科衛生士	5,362.6	1,580.1
常勤※1)	…	…
非常勤	…	…
歯科技工士	712.3	176.4
常勤※1)	…	…
非常勤	…	…
歯科業務補助者	…	…
診療放射線技師	42,257.8	8,702.6
診療エツクス線技師	179.8	1,174.7
臨床検査技師	52,961.5	11,118.5
衛生検査技師	112.6	217.0
臨床工学技士	17,918.9	5,822.5
あん摩マツサージ指圧師	1,642.2	2,951.6
柔道整復師	522.9	3,648.8
管理栄養士	21,206.7	4,026.5
栄養士※2)	4,851.2	2,003.1
精神保健福祉士	8,870.1	1,634.7
社会福祉士	9,258.6	1,323.0
介護福祉士	42,987.9	14,784.6
保育士	…	1,079.6
その他の技術員	16,411.6	7,168.9
医療社会事業従事者	9,527.3	1,092.1
事務職員	209,954.8	180,857.8
その他の職員	80,694.9	43,319.5

※１）医師、歯科医師、歯科衛生士及び歯科技工士の「常勤」は実人員である
※２）病院の従事者は「病院報告」の結果を用いた
（出所）「医療施設調査2014」（厚生労働省）をもとに作成

医療業界の給与水準

医療業界で働く人の給与はどれくらい?

Point

◉医師の給与はエリートビジネスパーソンと同程度である。
◉病院勤務医と開業医の年収格差1・8倍が話題になっている。

医師の月給100万円は高い?

「女優の○○が結婚！　お相手は医師」――、こんなニュースを目にすると、医師の給与が高いようなイメージがあるが、実際はどうなのか?

人事院がまとめた「職種別民間給与実態調査」（2015年）によると、15年4月の病院長（平均年齢61・6歳）の時間外手当を除いた給与は平均168万61円だった。ほかにも、副院長（57・7歳）が144万1288円、医科長（51・4歳）が113万7237円、医師（42・3歳）が85万9491円となっている。

看護職では、総看護師長（55・5歳）が52万6937円、看護師長（47・0歳）が39万5991円、看護師（37・7歳）が30万6738円である。薬局長（50・3歳）は47万6784円で、薬剤師（36・4歳）は32万9378円だった（次ページ表参照）。

開業医の年収は勤務医の1・8倍?

近年、給与関連で最も話題となっているのが、開業医（一般診療所の経営者）の年収が勤務医よりも、かなり高いということだ。

厚生労働省が15年11月4日に公表した「医

職種別の平均年齢および給与の平均支給額

職種名	調査実人員	調査人員(復元後)	平均年齢	2015年4月分平均支給額 きまって支給する給与(A)	うち時間外手当(B)	(A－B)	うち通勤手当	備考
病院長	70	591	61.6	1,737,356	57,295	1,680,061	21,279	部下に医師または歯科医師5人以上
副院長	221	1,892	57.7	1,517,638	76,350	1,441,288	13,547	上記病院長に事故等のあるときの職務代行者
医科長	673	7,856	51.4	1,262,240	125,003	1,137,237	24,738	部下に医師または歯科医師1人以上
医師	1,324	20,170	42.3	973,397	113,906	859,491	18,728	
歯科医師	62	653	44.1	757,784	10,138	747,646	16,808	
薬局長	243	2,217	50.3	510,654	33,870	476,784	17,459	部下に薬剤師２人以上
薬剤師	1,493	16,176	36.4	369,217	39,839	329,378	16,789	
診療放射線技師	1,861	20,695	38.9	382,824	37,854	344,970	17,852	
臨床検査技師	1,994	23,895	41.5	362,085	30,540	331,545	18,925	
栄養士	1,303	12,299	36.0	269,049	14,046	255,003	12,257	
理学療法士	3,351	45,297	31.3	294,583	12,748	281,835	10,487	
作業療法士	2,456	27,034	31.8	285,171	9,894	275,277	9,550	
総看護師長	265	2,448	55.5	535,052	8,115	526,937	11,526	部下に看護師長5人以上
看護師長	3,231	39,642	47.0	430,669	34,678	395,991	11,487	部下に看護師または准看護師5人以上
看護師	9,433	289,116	37.7	350,669	43,931	306,738	10,566	
准看護師	4,704	67,388	45.1	298,911	31,935	266,976	7,331	

（出所）「職種別民間給与実態調査2015年」人事院

療経済実態調査」によると、14年度の医療法人病院の医師1人当たり年間給与は、1544万円となっているのに対し、一般診療所の院長の年間給与は2800万円となっている。約1・8倍だ。

しかし後者は給与ではなく、〝収支差額〟（病院建設時の借金（元本）返済、建て替えや修繕のための準備金等が含まれる）であるため、単純に比較するのは少々乱暴である。

ちなみに、転職サイトDODA（インテリジェンス）が15年12月に発表した「平均年収ランキング2015」によると、67業種の平均年収ランキングの1位が「医薬品メーカー」（694万円）となったほか、3位に「医療機器メーカー」（570万円）、7位に「CRO／SMO／CSO（194ページ参照）」（533万円）と、ベスト10に医療業界から3業種が入っている。「病院／クリニック」は事務系スタッフが多いことから354万円で63位だ。

医師の働く環境はどう変わった？　開業医は？　女性医師は？

Point

◉病院勤務医の働きすぎが懸念材料。負担軽減策が望まれる。
◉開業してもストレスは勤務医時代よりも増える。

心配される病院勤務医の勤続疲労

「私はこれからどうすればよいでしょう？」

医師向けの講演後、同世代（40歳代）の医師から悩みを相談された。専門医として確固たる地位を築いている医師が、なぜ、未来が見えないのか。

それは、未来を考える暇がないほど忙しいからなのかもしれない。

２０１１年5月18日の中医協・総会に提出された「わが国の医療についての基本資料」によると、日本の医師は欧米の医師より約1・5倍も働いており、「日本の平均70・6時間勤務が欧州並みの勤務時間48時間になった場合、1日病院患者数でみると、在院患者で41・9万人、外来患者で45・3万人が診られなくなる」と指摘されている。

診療所の医師も、通常の診療時間（平均42・6時間、休憩時間を除く）以外に、平均して12・7時間の診療時間外業務に従事しているという。

医師を忙しくしている理由の1つが医療提供体制の問題だ。わが国の医療提供体制を他の主要国と比較すると、人口に対する総病床数が多く、その結果、病床当たりの医師数や看護職員数が異常に少ない（次ジペー**表**参照）。

主要国の医療提供体制比較

国名	日本	ドイツ	フランス	イギリス	アメリカ
平均在院日数（急性期）	32.0 (17.9)	9.3 (7.9)	12.6 (5.1)	7.3 (6.5)	6.1 (5.4)
人口1000人当たり総病床数	13.4	8.3	6.4	3.0	3.1※1
病床100床当たり臨床医師数	16.4※1	46.5	48.1※2	95.2	79.9※1
人口1000人当たり臨床医師数	2.2※1	3.8	3.3※2	2.8	2.5
病床100床当たり臨床看護職員数	74.3※1	137.5	136.7※2	290.6	366.6※1･2
人口1000人当たり臨床看護職員数	10.0※1	11.4	8.7※2	8.6	11.1※1･2

注１）「※1」は2010年のデータ。「※2」は実際に臨床にあたる職員に加え、研究機関等で勤務する職員を含む。
注２）平均在院日数の（　）書は、急性期病床（日本は一般病床）における平均在院日数である。
（出所）「OECD Health Data 2013」

女性医師の存在がますます重要に

その結果、治療やケアの集中化ができず、他の主要国よりも長い入院期間（平均在院日数）につながっている。

全国医師ユニオンが実施した「勤務医労働実態調査2012」によると、この2年間での業務負担について、44％の勤務医が「増えた」と感じており、自身の健康状態については、「不安」38％、「大変不安」5％で、4割が不安を感じていることがわかった。

この状況を変えるのは、女性医師の存在かもしれない。厚生労働省が15年12月17日に公表した「医師・歯科医師・薬剤師調査」によると、14年12月31日現在の女性医師数が6万3504人となり、全医師に占める割合が初めて2割を超えた（20・4％）。さらに近年、女子医学生の割合は35％程度までに増えており、女性医師におけるワークライフバランスが課題になっている。

女性医師のために託児所に力を入れるなど、女性医師に配慮することが、結果として、男性医師の過重労働の軽減にもつながるようなしくみづくりが求められそうだ。

看護師の求人状況・職場環境は今後どうなる？

Point

◉看護師の求人は年々増加し、40年前と比べて４・３倍。
◉配置基準のみならず今後は定着率アップが課題になる。

看護師が争奪戦になった背景

15年前（２００１年）に１０６万５３０６人、10年前（２００６年）に１２３万３４９６人、２０１２年１５３万７８１３人——。厚生労働省が２０１４年12月１日に開催した「看護職員需給見通しに関する検討会」で提出した「看護職員の現状と推移」には、看護職員数が右肩上がりで上昇カーブを描いていることが示されている。

看護職員とは、保健師、助産師、看護師、准看護師の総称であり、このうち看護師の増加はとくに著しい。

１９７４年（昭和49年）に24万６０８３人だった看護師が14年には１０６万７７６０人にまで増加している。40年間で４・３倍になった計算だ。とくに、06年度の診療報酬改定で従来より手厚い、患者７人に対して看護職員１人という「７対１」の看護配置基準（急性期病床）を満たした病院に手厚い報酬を付けたことから、看護師のニーズが急拡大し、看護師の〝争奪戦〟が巻き起こった。

日本病院会は11年10月にまとめた「病院の人材確保・養成に関するアンケート調査結果報告」のなかで、全国の病院施設における医師等の人材斡旋手数料の年間支払額を約３４

0億円と推計している。このうち、約6割（200億円）が看護師だ。

配置基準のほか定着率アップも重要

病院・診療所、保険薬局等には、必要な薬剤師・看護師等の職員数が決められている。そのため、一般企業のように「退職しても代わりの人材を採用しない」というコスト削減策を取れない。職員数を偽って診療報酬を請求すれば、「不正請求」となり、莫大な金額を返金しなければならない。

基準の看護師数に1人足りないだけで、年間数百万から数千万、場合によっては億単位を見逃す（失う）ことになる。

12年9月に「看護師の採用と定着を考える会」を立ち上げた同会理事の中島美津子氏は、「患者さん、そして国民からいただいている診療報酬を、人材紹介会社に使うのではなく、スタッフを定着させる努力のために使うべき」と指摘している。

現在、国は前述した急性期病床の削減に取り込んでおり、じきに看護師の需要も安定してくることが予想される。しかし、在宅医療の現場ではまだまだ看護師は不足しており、今後は潜在看護職員（育児・介護などの理由で離職して現在働いていない有資格者）の掘り起こしが課題になってくるだろう。

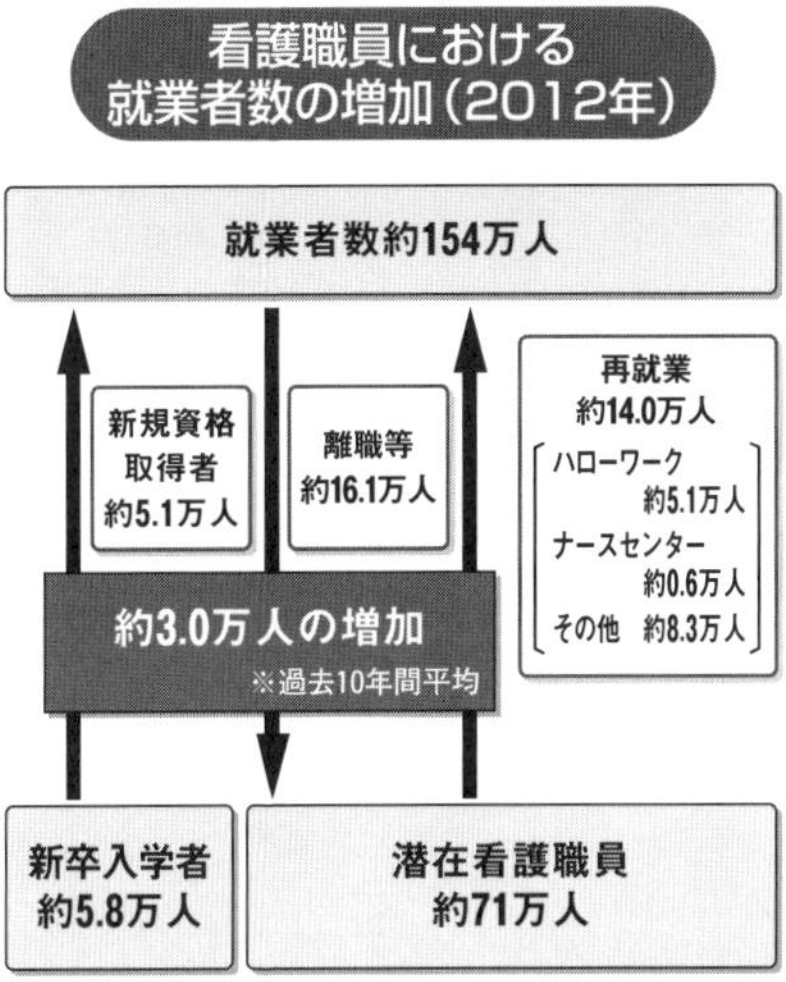

（出所）厚生労働省

words【急性期病院】急性増悪を含む発症間もない患者に対して、一定期間の集中的な医療を提供する病床を持つ病院。

薬局勤務が急増している薬剤師の仕事ぶりはどう変わった？

Point

◉調剤薬局に勤務する薬剤師が急増中である。
◉病院薬剤師は、環境変化により、求められる業務が激変している。

薬局勤務が増加中

厚生労働省の「医師・歯科医師・薬剤師調査の概況」によると、２０１４年12月31日現在における全国の届出「薬剤師数」は28万８１５１人だった。このうち、女性が約６割を占める。

業務の種別に年齢階級をみると、「薬局」「病院・診療所」では30～39歳、「医薬品関係企業」では40～49歳、「大学」では30～39歳が最も多い（次ページ表参照）。

薬局と医療施設に従事している薬剤師を比べると、「薬局」が16万１１９８人、「病院」が４万８９８０人となっている。92年以降、医薬分業の拡大により、「薬局」が「病院＋診療所」を引き離す形になっている。

病院薬剤師は必要で薬局薬剤師は不要!?

病院薬剤師の業務は医薬分業の拡大とともに、入院患者への業務に集中するようになった。とくに、薬剤師の病棟薬剤業務を評価した「病棟薬剤業務実施加算」が診療報酬に新設されてからは、その流れが拡大し、「医師の業務負担が減少した」「看護職員の業務負担が減少した」「患者の薬に関する理解とコンプライアンスが上昇した」などの効果が得

施設の種別・年齢階級別にみた薬剤師数と平均年齢

2014年12月31日現在　　（単位：薬剤師数（人）、（　）内は構成割合（%））

	総数※)	薬局・医療施設	内訳			大学	医薬品関係企業	衛生行政機関または保健衛生施設	その他の者
			薬局	病院	診療所				
総数	288,151	216,077	161,198	48,980	5,899	5,103	43,608	6,576	16,766
29歳以下	38,763 (13.5)	31,318 (14.5)	19,233 (11.9)	11,895 (24.3)	190 (3.2)	595 (11.7)	4,779 (11.0)	1,091 (16.6)	979 (5.8)
30〜39歳	73,470 (25.5)	55,708 (25.8)	40,417 (25.1)	14,758 (30.1)	533 (9.0)	1,311 (25.7)	10,542 (24.2)	2,012 (30.6)	3,896 (23.2)
40〜49歳	68,511 (23.8)	50,738 (23.5)	39,726 (24.6)	10,005 (20.4)	1,007 (17.1)	1,189 (23.3)	11,828 (27.1)	1,549 (23.6)	3,205 (19.1)
50〜59歳	59,849 (20.8)	44,462 (20.6)	34,023 (21.1)	8,427 (17.2)	2,012 (34.1)	1,147 (22.5)	9,855 (22.6)	1,516 (23.1)	2,868 (17.1)
60〜69歳	33,998 (11.8)	25,259 (11.7)	20,502 (12.7)	3,275 (6.7)	1,482 (25.1)	811 (15.9)	4,636 (10.6)	382 (5.8)	2,901 (17.3)
70歳以上	13,560 (4.7)	8,592 (4.0)	7,297 (4.5)	620 (1.3)	675 (11.4)	50 (1.0)	1,968 (4.5)	26 (0.4)	2,917 (17.4)
平均年齢	45.9歳	45.3歳	46.3歳	40.8歳	55.7歳	45.9歳	46.3歳	42.3歳	52.7歳

※）「総数」には、「施設・業務の種別」の不詳を含む
（出所）「医師・歯科医師・薬剤師調査の概況」（厚生労働省）をもとに作成

施設の種別にみた薬局・医療施設に従事する薬剤師数の年次推移

各年12月31日現在

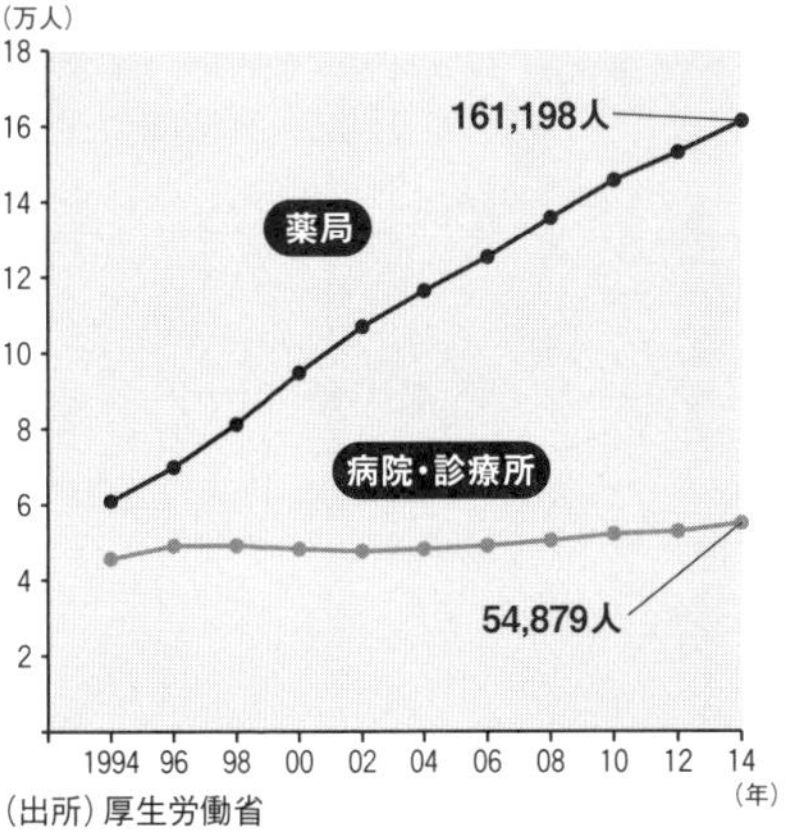

（出所）厚生労働省

られていることが報告されている。

最近では、医師が診察する前に薬剤師が面談する「薬剤師外来」を導入する病院も出てきている。今後は、服薬指導にとどまらず、正確な使用、効果と副作用のモニタリング、医師に対する処方へのフィードバック等、チーム医療の中で薬剤師の役割はますます増えることになるだろう。

病院薬剤師業務の種類・量・質の激変

1965年～ 外来患者中心	1975年～ 外来患者中心（一部新しい業務）	1990年～ 病棟への業務展開（分業の進展）	2000年～ 入院患者中心へ	2007年～ 入院患者中心へ
調剤・製剤・薬品管理 （薬局内での業務が主体）	調剤・製剤・薬品管理 （調剤に新しい概念導入） 患者情報の把握 処方監査 服薬指導	調剤・製剤・ 薬品管理 新しい業務の定着	調剤・製剤・ 薬品管理 患者情報の把握 処方監査 服薬指導	調剤・製剤・薬品管理 注射薬無菌調製の定着 患者情報の把握・処方監査 服薬指導
医薬品情報管理 医療従事者への情報提供		注射薬調剤 注射処方せんによる調剤	注射薬調剤 注射処方せんによる調剤 一部IVH調製	注射薬調剤 注射処方せんによる調剤 抗癌薬や重症患者への無菌混合調製 外来化学療法注射薬混合
	医薬品情報管理 医療従事者への情報提供	病棟業務 薬剤管理指導業務の導入	病棟業務 薬剤管理指導業務の進展	病棟業務 薬剤管理指導業務の進展 退院時指導 持参薬管理 チーム医療への貢献 薬薬連携 総合的薬学的管理
	治験業務 （治験管理室）	医薬品情報管理 患者への情報提供 医療従事者への情報提供	医療事故・過誤防止 医薬品の リスクマネジャー	医療事故・過誤防止 医薬品の リスクマネジャー
		治験業務 （治験管理室）	医薬品情報管理 患者及び医療従事者対象 根拠に基づく医療への貢献	医薬品情報管理 患者及び医療従事者対象 根拠に基づく医療への貢献
			薬物療法の個別化 TDM、特殊製剤	薬物療法の個別化 TDM、特殊製剤
			病院経営への貢献	病院経営への貢献
			治験業務・臨床試験業務 治験管理	治験業務・臨床試験業務 治験管理 治験コーディネーター

（出所）「第３回チーム医療の推進に関する検討会2009年10月」（虎の門病院・林昌洋薬剤部長）の資料をもとに作成

病院薬剤師が評価を高めていくなか、薬局薬剤師は長年、「不要論」というバッシングを受け続けている。

厚生労働省が15年10月23日に発表した「患者のための薬局ビジョン」では、かかりつけ薬剤師としての役割を発揮するために、「対物業務から対人業務へ」の進化を強調した。医療機関と薬局間で検査値や疾患名等の患者情報を共有することなどにより専門性とコミュニケーション能力を向上し、「処方内容チェック（重複投薬、飲み合わせ）」「24時間対応・在宅対応」といった、患者中心の業務にシフトすることを求めている。

事務方や企画担当の現状と今後

情報を〝インテリジェンス〟に変換するプロの仕事

Point
- 医療費・介護費の地域格差是正のためインセンティブ改革を。
- 情報をインテリジェンスに変換する職種として「診療情報管理士」が注目されている。

経営を揺るがす改革が進行中

政府は2015年12月24日に開催された経済財政諮問会議で、経済・財政一体改革の工程を具体化した「経済・財政再生アクション・プログラム」を決定した。

安倍総理は同プログラムの関係大臣に対し、「この改革の鍵である『見える化』を、単なる情報公開に終わらせることなく、改革の推進力にしていただきたい」と述べた。

同プログラムは、「骨太方針2015」の内容を実現化するために、具体的な項目について方向性を示したもので、各項目のKPI（重要行政評価指標）も提示しており、「見える化」と「ワイズ・スペンディング」を柱にしている。

後者は耳慣れない言葉だが、「重点化すべき歳出と抑制すべき歳出のメリハリをつけた思慮深い配分、大きな構造変化の中で経済と財政を大きく建て直すという積極的な発想」だという。ひと言でいえば、見える化することで〝賢い支出〟ができているかチェックするということだ。とくに、医療費や介護費の地域格差の是正については、今後は見逃さないという意向がうかがえる。

「見える化」に関しては、「年齢補正した場

words 【平均在院日数】 1人の患者が1回に入院する日数の平均。診療報酬では、平均在院日数を短くすると、経営的に有利になるように設定されている。

合でも、北海道、中四国や九州地方は高い傾向にある。一方、茨城、長野、栃木などは医療費がかなり抑制されている」と指摘されている。それに対して、プログラムでは、「インセンティブ・ディスインセンティブのしくみを機能させる」としており、「疾病の予防」「重症化予防」「介護予防」「後発医薬品の使用や適切な受療行動」等を推進するためにインセンティブ改革を強化する考えだ。

求められるインテリジェンス人材

このような改革に対し、医療行為を中心として行なっている医療従事者は、関心が低いし優先順位も低い。しかし、変化に対応しなければ、病院や診療所は衰退してしまう。

そこで重要となるのが、集客や適正な請求、マネジメントを行なうこと、そして「事務スタッフ」の存在だ。とくに、DPCという急性期入院医療に対する包括評価の報酬体系が導入された03年度以降は、情報を〝インテリジェンス〟に変換するプロとして、「診療情報管理士」が注目を集めている。

患者の情報には、診療・薬剤・検査・栄養・放射線・会計等があり、これらの情報を管理・分析するのが、診療情報管理士である。分析された情報を医師等にフィードバックすることで、臨床的にも経営的にも質の高い医療を促進することができる。

また、患者の入院日数を短くするには、他の医療機関との連携を進めなければならず、その場合は「医療連携室」のスタッフ（看護師や社会福祉士等）が、コーディネート役として重要な役割を果たしている。

今後は、医師をはじめとした医療従事者が経営を考え、〝文系的〟な業務をしている事務方や企画担当が臨床を学ぶことが求められる。お互いの相互理解が進めば、よい経営につながっていくだろう。

MRの現状と今後

人気職種だが、今後の〝あり方〟しだいでは急減する可能性も

Point

- ◉人気職種MRは今後の役割しだいで淘汰が進む。
- ◉医師・薬剤師のニーズと会社の要求の乖離でジレンマを抱えている。

MRは10年で3分の1になる？

矢野経済研究所が衝撃的なMR数予測を作成した。MRのあり方が大きく変化した場合、10年後の2025年のMR数は2万2000人にまで減少するという。たった10年間で3分2のMRが消える計算だ。

では、MRのあり方が大きく変化しなかった場合はどうなのか。同研究所は「MRのあり方が緩やかに変化することを前提にした場合は5万2600人」として、まったく異なる予測数値を出した。大きく変化した場合と比べると2倍以上残ることになるが、それでも6万4657人（15年3月）から2割近い約1万2000人の減少となる。

MR（Medical Representative）とは、「医薬情報担当者」と呼ばれる職種で、「医療用医薬品の適正な使用と普及を目的として、医療関係者に面接のうえ、医薬品の品質・有効性・安全性などに関する情報の提供・収集・伝達を主な業務として行なう」という〝社会的使命〟と、「数字を出す。他社のシェア拡大を防ぎ、自社製品のシェアを拡大する」という〝会社的使命〟の2つの使命を持つ医療人だ。

70年代に2万人台だったMRは、医療用医薬品市場の拡大とともに増え続け、とくに高

血圧薬の販売競争が激化した00年前後から急増し、02年には5万人を突破、12年には6万を超えた。

MR急増の副作用とMRのジレンマ

このような急激なMR数増加の副作用も出ている。15年7月22日に開催された中医協（中央社会保険医療協議会）の薬価専門部会に提出された薬価算定組織の意見書には、次のように書かれていた。

「情報伝達手段の発達や訪問規制等によりMRの活動内容や必要性が変化するなか、過剰もしくは不適切な営業・宣伝活動によって薬価制度自体に無用な疑義を生じさせることのないよう、製薬企業には真に医療に貢献する活動を求めたい」

MR認定センターが15年5月にまとめた1万2231人のMRを対象に実施した「MR活動意識調査報告書」には、「医師・薬剤師のニーズと会社からの要求にジレンマを感じる」MRが55・9%も存在していることが明らかにされている。ジレンマを「感じることもある」と答えたMRはどんなときにジレンマを感じるのだろうか。

自由記述の回答をカテゴリーに分けると、「会社からの要求は、売上・利益を重視す

MR数の推移

（単位：人）

	2000年度	2013年度	2014年度
MR総数	49,212	65,752	64,657
認定取得者	46,011	63,238	62,862
取得率(%)	93.5	96.2	97.2
男性MR数	47,136	56,663	55,512
認定取得者	44,408	54,603	54,037
取得率(%)	94.2	96.4	97.3
女性MR数	2,076	9,089	9,145
認定取得者	1,603	8,635	8,825
取得率(%)	77.2	95.0	96.5
マネージャー数	4,512	9,012	8,659
認定取得者	——	8,617	8,266
取得率(%)	——	95.6	95.5

（出所）「2015年版MR白書」公益財団法人MR認定センター

ぎていると感じるとき」（６１９件）、「会社から指示される活動方針に疑問を感じるとき」（４２７件）、「『会社』と『医師・薬剤師』の間で、方向性の違いを実感するとき」（３９８件）、「会社の規制に従うことで、活動が限られてしまうとき」（３６７件）の順に多くの意見が寄せられている。

やはり、多くのＭＲが売上とニーズへの対応の間でジレンマを抱えているようだ。

一部の企業が個人の売上目標を設定しない評価体系を導入しているが、評価の中の売上のウエイトについては、「70％以上」が46・８％で最も多く、「50％以上」（27・６％）、「ほぼ１００％」（18・２％）と続く。

「会社から指示される活動方針に疑問を感じるとき」のおもな意見

- 重点製品以外の情報提供も求められているのに、評価に入らないから教育自体もしっかりとされていない。
- 会社が望むターゲットDr.への訪問回数や製品コール数を要求されるが、医師・薬剤師のニーズを読まず一方的に社内指示をこなすことがある。市場の少ない医師・薬剤師への情報提供を軽視する傾向がある。
- 医療パートナーを目指しながら、期末など時期によっては詰めの話となる。
- 会社からの要求は全国一律に設定されており、施設によっては実行不可能なことも多いため。
- コスト等、相手方のことを考えると、会社からの要求がある製品でも自信を持ってプロモーションできないことがあるため。
- ジェネリック発売の先発中堅メーカーとして、一方では先発の必要性を説き、もう一方でジェネリックの採用をお願いするとき。
- 医薬分業が進み、「在庫圧」など死語と化しているにも関わらず、無謀な計画を設定し、大量納入を余儀なくさせる製薬業界のあり方が、時代にまったくそぐわないと感じるから
- 計画達成に拘るあまり、相手を混乱・困惑させることもある。
- 同種同効品など満たされている薬剤を販売するため。
- 訪問規制がある施設の定期的な面談を指示される。
- 外資のためグローバルと同じやり方にされると日本人気質にそぐわない場面が出てくる。

医療人材業界の現状と今後

メディカル全般の求人が多いなか医療系企業で求められる職種は限られる

Point

- メディカルエンジニアの求人倍率が減少傾向に入った。
- MRに置き換わる職種として期待されているMSLだが、広がりは未知数。

横ばいになったメディカル企業人材需要

リクルートキャリアは2016年5月11日、16年4月の「転職求人倍率」（求人数÷登録者数）が1・78倍になったことを発表した。15年5月から一貫して上昇傾向にあり、まさに長い〝夏のシーズン〟が続いている状況だ。

職種別にみると「インターネット専門職」（4・95倍）、「組込・制御ソフトウエア開発エンジニア」（3・90倍）、「建設エンジニア」（3・36倍）の求人倍率が高く、エンジニア系人材の人材不足感が際立っている。

メディカルの領域においては、医師、看護師、薬剤師などの専門職の有効求人倍率が非常に高いことは37ページで触れたが、企業に勤める〝他の専門職〟の需要はどうなっているのか。リクルートキャリアによると、「メディカルエンジニア」の16年4月の転職求人倍率は1・10となっている。1年前の15年4月が2・32だったことからみると、全体の倍率が上昇傾向であることとは裏腹に、少し減少傾向にあるようだ。

「メディカルエンジニア」には、臨床開発・学術・薬事申請関連の職種が含まれるが、製薬企業のMRは含まれていない。MRは「営業」のカテゴリーに分類されている。ちなみに「営業」の求人倍率は1・65だ。

MRがMSLに置き換わる

医療業界の人材関連ビジネスは、MRの需要の増加によって潤ってきた部分が大きい。しかし、近年はMRの需要が急速に落ち込んでいるという。

「11～12年あたりは、CSO各社や多くの外資系製薬企業を中心に、MRを求める声が多く、未経験者でも採用されるような状況でした。しかし現在は、数少ない大型新薬が発売されるタイミングや、がん領域専門のMRくらいしか案件がありません」

こう語るのは、リクルートキャリア関西営業HCグループの筆宝孝太マネージャーだ。

MRの需要の縮小と入れ替わるように注目を集めているのが、「メディカルサイエンティフィックリエゾン」(MSL)という〝営業数字〟を持たない代わりに、高い医学・薬学的な知識を持ちながらキーオピニオンリーダー等との関係構築を図る専門職だ。

ほかにも、まだ数は少ないものの「エデュケーショナル・ナース」(看護師などの専門スタッフが、臨床ノウハウに基づく医療従事者向けの教育・啓発など、従来のMRチャネルとは異なるコミュニケーションを展開する)という職種も生まれており、〝MR以外〟のチャネルを模索する製薬企業が興味を抱いているようだ。

しかし、このMSLについても筆宝氏は、「各社ともMSLの定義や業務について模索している最中ですが、いずれにしてもMRのような大きな求人案件にはならないと思います」とみている。逆に、今後、求人倍率の上昇が期待できるのは、安全性情報管理や品質保証など、現状においても人手が不足している職種のようだ。

患者の現状と今後

患者は今後、どう考え、どう行動すべきか？

Point

◉情報のインフラが整備され、患者が入手できる情報が拡大した。
◉よい医療を受けるために、医療提供者側の状況を知ることも大切だ。

自分で情報を集める時代

一人息子が難病にかかった。医師に治療法がないと見放された夫婦は、医学図書館に通い、世界中の研究者や医学者に問い合わせ、ついに自らの力で治療法を思いついた——。

1992年のアメリカ映画『ロレンツォのオイル／命の詩』は、あきらめないことの大切さと同時に、患者側の努力についても考えさせてくれる。

インターネットの普及により、闘病記（ライフパレット：http://lifepalette.jp/）、医療機関の評判（病院の通信簿：http://www.tusinbo.com/）、がんの治療費（がん治療費.com：http://www.ganchiryohi.com/）など民間組織によるサービスのほか、医療機能情報提供制度（66ページ参照）のような行政サービスもある。さらに「Ｍｉｎｄｓ医療情報サービス」では、診療ガイドラインを無料で読むことができ、海外の論文も閲覧可能だ（論文の検索手法は『患者のための医療情報収集ガイド』（北澤京子）に詳しい）。

しかし、自分で調べるのは時間がかかる。高齢者にとっては、上記のようなインターネットを活用した情報収集は難しいだろう。そんなときに実行してほしいのが、インフォームド・コンセントの〝五箇条〟だ。福島県保健福祉部がまとめた「医療相談事例集」(05年1月)には、インフォームド・コンセントにおいて、判例で確立されている一般的要件として、次の〝五箇条〟が示されている。

①病気等の名前、症状
②予定する治療等の内容
③治療等のメリット、デメリット
④治療しない場合の見通し
⑤他に選択可能な治療法がある場合の内容と利害損失

つまり、医療提供者側がこの五箇条の説明を実行しなければ、訴えられたら負ける可能性が高く、患者側にはこの五箇条を知る権利があるというわけだ。

患者側からできること

一方、〝コンビニ受診〟が社会問題化している。救急搬送件数は、この10年間で約1・15倍の年間約605万件まで増加した。この救急搬送件数の増加は、高齢者が多いものの、重症度別では軽症・中等度が多くなっているのだ。「指に刺さった小さなトゲを抜いてほしい」といって救命救急センターの救急外来を受診する患者等のケースが報告されており、患者のモラル低下が医療崩壊の原因の1つだと捉えられている。

「医療崩壊を少しでも食い止めたい一般患者の会」という一般人が運営するブログには、非医療者に知ってもらいたい医療10か条が示されている(次ページ表参照)。

患者側も、医療をどう守るか? ということを考えなければいけない状況になったということだろう。

医療人と患者とのコミュニケーションについて詳しい、国立病院機構東京医療センター臨床疫学研究室の尾藤誠司室長は、「患者側からできること」として、次の4つのステップを意識して医療者とコミュニケーションを取ることを勧めている。

【ステップ1】医療者の心（認知）の聴覚の扉を開ける

【ステップ2】目指すものを話し合って一致させる

【ステップ3】相互の信頼をアピールする

【ステップ4】一度で解決しようとせず、少しずつ前進する

どれも大切な考え方だが、とくに「目指すものを話し合って一致させる」ことは、患者側も意識すべきだろう。

非医療者に知ってもらいたい医療10か条

①医療は不確実です。医療には限界があります。医師がどんなに手を尽くしても亡くなることはあります。
②医師はエスパーではありません。症状をきちんと伝えるために「いつから、どこがどう痛いのか」等をあらかじめメモにまとめておきましょう。
③医師は敵ではありません。敵は病気であり、医師はともに戦う仲間です。
④医師は病気を治すのではありません。医師は病気を治す手伝いをするのです。
⑤新聞やニュースの医療記事を鵜呑みにしないようにしましょう。偏向報道の場合があるので、できたらネット等で調べ、多角的に考えましょう。
⑥「たらい回し」「受け入れ拒否」という言葉は使わないようにしましょう。これらは人手・設備不足等で受け入れ能力がないために起こります。つまり「受け入れ不能」「受け入れ困難」のほうが適切です。
⑦〝ベッドが満床〟とは物理的なベッド以外に、〝酸素マスクや看護する人員等を含んだ設備〟という意味があります。つまり「ベッドが満床」＝「（物理的な）ベッド・設備・人員すべてに受け入れる余力が無い」んです。それから“ベッドが無ければソファに寝かせて治療”は重症患者ではとてもできません。
⑧「一般人だからわからない」といわずに調べるくせをつけましょう。自分の病気についても人任せにしないで正しい知識をつけましょう。
⑨時間外の救急外来に平日昼間のような設備や人員は望めません。コンビニ受診は控えましょう。
⑩医療崩壊について調べてみましょう。医療崩壊、医師不足や受け入れ不能事件の一因はわれわれ国民にもあることを自覚し、何をしたらいいのか建設的に考えていきましょう。われわれ非医療者、医療者が協力し合わなければ医療崩壊は食い止められません。

（出所）ブログ「医療崩壊を少しでも食い止めたい一般患者の会」をもとに作成

第 3 章

医療を支える制度の新しい流れ

〝一人勝ち〟は許されない日本の医療制度

Point

◉医療保険財源のなかでビジネスをしている調剤薬局チェーンの過剰な利益追求が問題に。
◉施設在宅の診療報酬点数が４分の１に下げられた。

過剰な利益追求は許されない

「東洋経済オンライン」（２０１６年３月）で公開された「〝年収１億円超〟の上場企業役員４４３人リスト」（13年５月～14年４月に本決算を迎えた企業）をみると、上位50人の中に製薬企業や調剤薬局の役員が名を連ねている。

製薬企業の役員の高い報酬はそれほど批判されることは多くないが、薬局経営者は批判されることが多い。そもそも医療保険の財源の中でビジネスをしている調剤薬局チェーンが上場し、そこで得られた利益を株主に還元しているだけでも批判されているのに、その経営者の報酬が日産自動車のカルロス・ゴーンCEOとそれほど変わらないのだから、財務省や厚生労働省、そして医師系団体関係者も心中穏やかではないようだ。

14年度診療報酬改定直前に都内で開催されたセミナーでは、厚生労働省の担当官が日本の医療保険制度について次のように語った。

「日本が世界に誇る国民皆保険制度は、関係者の善意と協力で維持されてきた。お互いに多少我慢しつつ『持ち寄り』で運営しているとの認識だ。だから、利己的や制度運営に非協力的なふるまい（不正請求、Give &

Take的な制度へのただ乗り、過剰な利潤追求）は道義的に強く非難されることになる」

施設在宅はペナルティで4分の1に

この言葉のとおり、14年度診療報酬改定では、医薬品の価格交渉を意図的に長期化させ、医薬品卸に泣く泣く納品させていた調剤薬局と医療機関（200床以上の病院）にペナルティが課されることになった。

このほか、在宅医療の患者を紹介する見返りにキックバックを受けていた一部の施設に対して怒った厚生労働省は、施設に入所している複数の患者をいっぺんに診る〝効率のよい在宅医療〟の点数を約75％も引き下げてしまった。これには、真面目に在宅医療を行なっている医師からも「報酬が4分の1になってしまっては、従来通りの医療を提供し、さらに24時間対応するのは不可能。施設診療から撤退する〝在宅医〟が出てくる」といった声が数多く聞かれ、モチベーションを下げる結果にもなってしまったが、まずは居宅（1人や家族で住んでいる患者の自宅）から在宅医療に力を入れてほしいという厚生労働省の考えが明確に示されたともいえる。

さらに、16年度の調剤報酬改定では、大型門前薬局の評価を適正化する（＝下げる）一方、かかりつけ医と連携して患者の服薬状況を一元的・継続的に把握したり、残薬解消や多剤・重複投与の削減に取り組む薬局・薬剤師を評価した。まさに、地域包括ケアシステム（62ページ参照）の構築に協力する薬局は評価し、協力しない薬局は評価しないということだ。

すべての国民が関与している国民皆保険の中でビジネスをする以上、いいとこ取りや〝一人勝ち〟は許されない。善意のない組織や人が多くなれば、世界がうらやむ制度は崩壊してしまう。

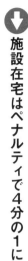

地域内での医療と介護の細かな連携を目指す地域包括ケアシステムは構築できるか？

Point

◉２０４０年の年間死亡者は約１６７万人と推計。現体制のままだと日本の医療は崩壊する。
◉元気な高齢者を生む地域包括ケアシステムの構築が急がれる。

元気な高齢者にも役割を持たせる

２０１５年の年間死亡者数１３１万１０００人に対して、最も多くなる40年には１６６万９０００人が亡くなると推計されている。その差は約36万人にも及ぶ。

現状でさえも救急医療を中心に医療従事者への負担が重くなっているのに、何も手を打たなければ日本の医療は崩壊してしまう。人員の面でも国の財政的にも医療制度を継続していくことは不可能だ。

一方、終末期の療養場所に関する希望では、「自宅で療養する」ことを望む人が増えている。そこで厚生労働省は、25年までに地域包括ケアシステムを構築することを目指している。

地域包括ケアシステムとは、「地域の実情に応じて、高齢者が、可能な限り、住み慣れた地域でその有する能力に応じ自立した日常生活を営むことができるよう、医療、介護、介護予防、住まい及び自立した日常生活の支援が包括的に確保される体制」のことである。

具体的には、次の5つの視点について、各自治体が強化していくことになる。

①医療と介護の連携強化
24時間対応の在宅医療、訪問看護やリハビ

リテーションの充実強化。介護職員によるたんの吸引などの医療行為の実施。
②介護サービスの充実強化
特養などの介護拠点の緊急整備。24時間対応の定期巡回・随時対応サービスの創設など在宅サービスの強化。
③予防の推進
できる限り要介護状態とならないための予防の取組みや自立支援型の介護の推進。
④見守り、配食、買い物など、多様な生活支援サービスの確保や権利擁護など
1人暮らし、高齢夫婦のみ世帯の増加、認知症の増加を踏まえ、さまざまな生活支援（見守り、配食などの生活支援や財産管理などの権利擁護）サービスを推進。
⑤高齢期になっても住み続けることのできる高齢者住まいの整備（国交省と連携）
この5つの中には、介護が必要な高齢者へのケアにとどまらず、元気な高齢者に役割を与えて、地域に貢献してもらうことも含まれている。

要介護認定を受けて介護サービスを受けている高齢者は、さまざまな医療・介護サービスを受けることができるため、居場所をつくってもらいやすい。しかし、意外にも〝ひとりぼっち〟のリスクが高いのは、比較的元気な高齢者だ。

鳥取県では、既存の施設や公共施設等を活用した日中の見守り、引きこもりがちな高齢者等に対して自宅を訪問し、配食等の日常生活を支援するモデル事業を12年度から実施している。

たとえば、智頭町の「森のミニデイ」では、共食やのんびり過ごすためだけの居場所を提供している。ボランティアによる送迎もある。筆者が後期高齢者になる30年後には、老人ホームよりも「森のミニデイ」のような居場所が主流になっていてほしいものだ。

地域医療構想

地域における医療・介護をこれまで以上に総合的にサポートする

Point

◉第6次医療法改正で効率的・効果的な地域医療の提供を目指す。
◉地域医療構想は、地域内の病床の機能分化と連携のため、必要な病床を明確にする。

全国の病床再編を促す

２０１４年6月、地域における医療及び介護の総合的な確保を推進するための関係法律の整備等に関する法律、通称「医療介護総合確保推進法」が成立し、医療法、介護保険法等の関係法律の改正が行なわれた。

この改正は第６次医療法改正と位置づけられており、地域における効率的・効果的な医療提供体制の確保を目的としている。ポイントは大きく分けて２つある。

１つは、前項で触れた地域包括ケアシステムの構築だ。もう１つは、「病床の機能を再編」することを目的とした地域医療構想の策定だ。同構想は、急性期の入院病床を絞り込むことや、亜急性期・回復期（地域包括ケア病棟を含む）を拡充すること、さらには、在宅移行が可能な患者をできるだけ在宅医療に移行させることを目指している。

地域医療構想で質の高い医療を

地域医療構想は、地域包括ケアシステムと同様に、25年に向けて病床の機能分化・連携を進めるために、医療機能ごとに25年の医療需要と病床の必要量を推計し、定めるものである。

words **【病床機能報告制度】** 地域医療構想を策定する際に必要な各医療機関の機能を把握・分析するために導入された制度。各医療機関は、一般病床及び療養病床の中で担っている医療機能と6年後に担う予定の機能を選択し、病棟単位を基本として都道府県に毎年報告することになっている。

地域医療構想を実現するためのPDCA

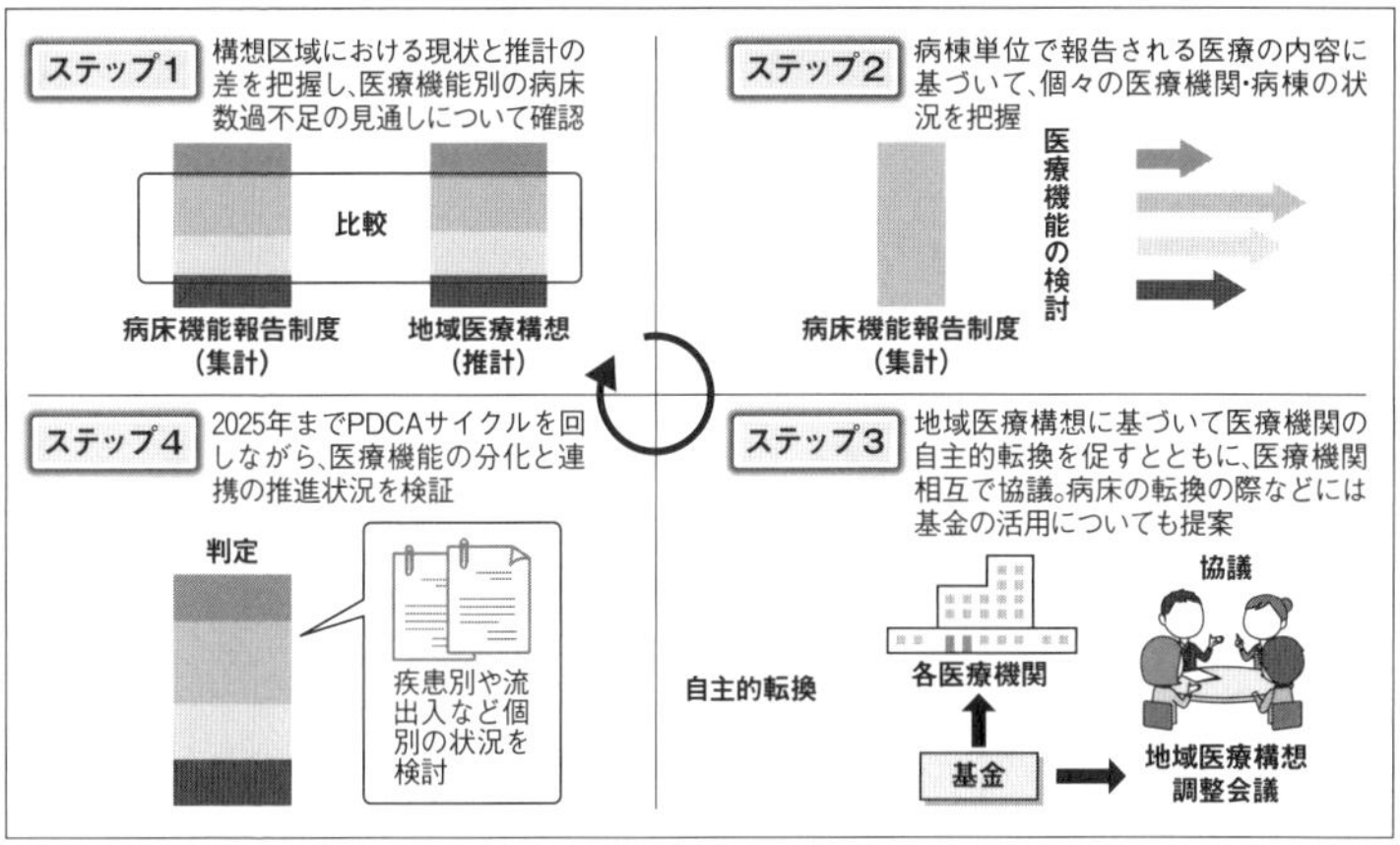

（出所）厚生労働省

具体的には、病床の機能分化・連携が推進されることになる。現状では、多くの地域で病床が過剰だ。とくに、急性期病床が過剰で、高齢化に伴って必要となる回復期病床が不足している。そのため、病床機能の再編が進まなければ、患者の状態にあった病床機能が不足することになってしまう。

厚生労働省の「地域医療構想策定ガイドライン」では、「病床の機能の分化」「病床の機能の連携」、さらには、「退院支援」「日常の療養生活の支援」「急変時の対応」「看取り」に対する対応の例が紹介されている。病床の機能分化・連携については、地域連携クリティカルパス（複数の連携する医療機関等が共有する診療計画表）や臨床指標を用いた医療の質評価・向上などがキーワードになりそうだ。

実現には、地域医療構想を基にした各都道府県の役割が重要になる（**図**参照）。

医療法

医療に関するハードとソフトのルール。患者側の視点で医療の分化・連携を促進

Point

●医療法は医療提供体制の骨格をなす法律である。

●都道府県の医療計画は医療業界人にとって宝の情報である。

施設規制から患者の視点へ改正

医療法は医療施設に関して定められたものであり、医療の提供体制の骨格をなす法律である。1948（昭和23）年に制定され、おもに、①医療提供に関する理念、②医療に関する選択の支援等、③医療の安全の確保、④病院、診療所および助産所の開設・管理・監督等、⑤医療提供体制の確保、⑥医療法人に関する規定――について定められている。ひと言でいえば、医療に関するハードとソフトのルールが定められた法律ということになる。

しかし、07年に実施された第5次医療法改正では、「現行の施設規制法の性格が強い医療法について、患者の視点に立ったものとなるよう全体的な構造を見直す」という考えが厚生労働省から打ち出された。

さらに、14年の第6次医療法改正は、地域における効率的・効果的な医療提供体制の確保を目的としており、「病床の機能を再編すること」と、「在宅での医療・介護体制を構築すること」を目的として実施された。

前者は、急性期の入院病床を絞り込むことや、亜急性期・回復期（地域包括ケア病棟を含む）を拡充すること、さらには、在宅移行が可能な患者をできるだけ在宅医療に移行さ

せることを目指している。一方、後者は地域包括ケアシステム（62ページ参照）の構築を目的としている。

ネットで入手できる医療計画

患者への情報公開が進んだのは、第5次医療法改正からだ。現在、各都道府県は医療計画を策定しているが、この医療計画の記載事項に主要な事業（がん、脳卒中、急性心筋梗塞、糖尿病、精神疾患、小児救急を含む小児医療、周産期医療、救急医療など）に関する医療連携体制対策と、数値目標や指標が追加された。

各都道府県の医療計画はインターネットで読むことができる。たとえば、神奈川県の医療計画には、重点施策として、疾患別の医療連携体制の構築について記載されている。連携体制に関する具体的な医療機関の名称については、神奈川県保健医療計画医療機関情報という別のページに記載されている。たとえば、がんに関しては、「標準的・専門的ながん医療」を担う医療機関、がんの「緩和ケア」を担う医療機関、「在宅でのがん医療」を担う医療機関、がん診療拠点病院にカテゴリーが分けられており、「標準的・専門的ながん医療」を担う医療機関では、がんの種類別や外来での化学療法を行なう施設ごとに医療機関名が紹介されている。

ここで紹介されている医療機関名をクリックすると、さらに、くわしい医療機関の情報を入手することができる。まさに、患者の視点に立った法改正といえるだろう。

神奈川県保健医療計画

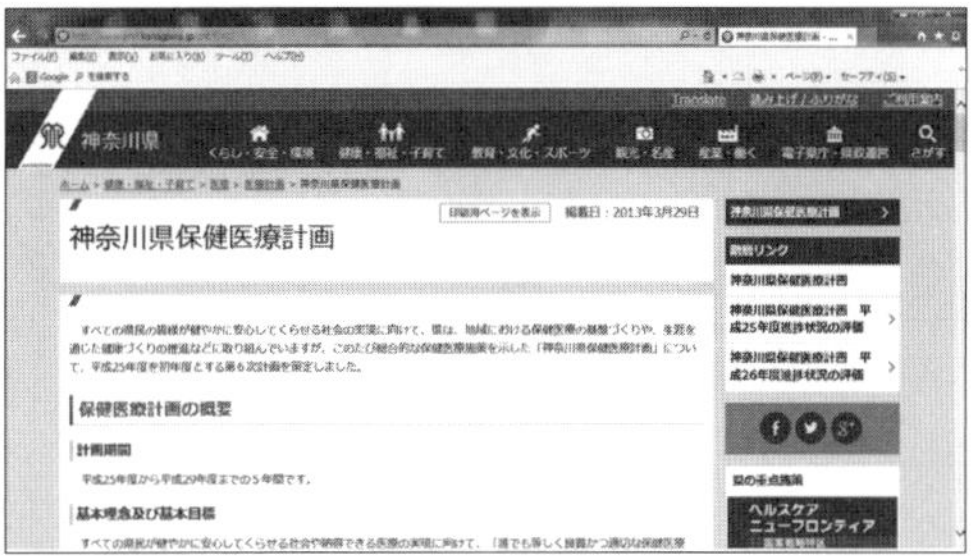

馴染みの〝薬事法〟が時代に合わせ内容および名称も変更

Point

◉ドタバタの末、市販薬のインターネット販売は解禁されている。
◉旧薬事法は14年11月施行の医薬品医療機器等法に移行された。

市販薬の販売方法のドタバタ劇

2014年6月12日に施行された改正薬事法・薬剤師法において、OTC（一般用）医薬品のインターネット販売が解禁された。

この5年前、09年6月の改正では、逆にインターネット販売を事実上禁止する内容だった。一般用医薬品の販売を、新たな登録販売者という資格者にも拡大する一方、医薬品をリスクによって3つのグループに分類し、第一類医薬品（とくにリスクが高いもの）と第二類医薬品（リスクが比較的高いもの）は、〝対面〟での販売が義務づけられたため、インターネット販売が不可能になっていた（次㌻図参照）。

しかし、13年1月11日、厚生労働省令で一律に第一類・第二類医薬品の郵便等販売を禁止していることは、薬事法の委任の範囲内と認めることはできないという最高裁判決がなされ、その結果、14年の改正につながり、再びインターネット販売が可能になったのだ。

話題の「薬学的知見に基づく指導」

「これは大変なことになった」――OTCのインターネット販売よりも現場の薬剤師を震撼させたのは、薬剤師法第25条の2の一部

words　**【登録販売者】** 2006年の薬事法（当時）改正により誕生した資格。薬局、店舗販売業の許可を受けた店舗、配置販売業の許可を受けた区域において、第二類医薬品及び第三類医薬品を販売等することができる。

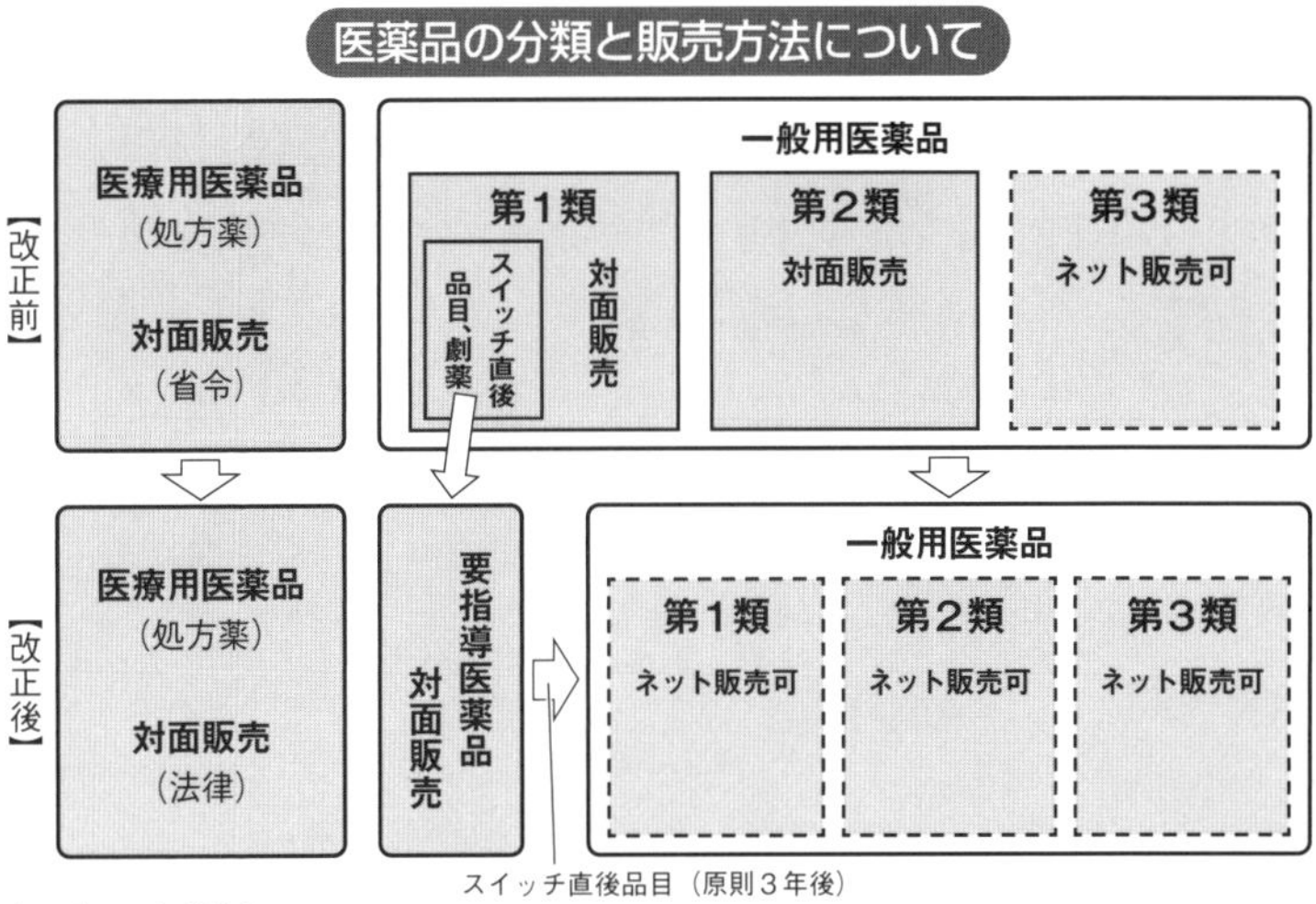

（出所）厚生労働省

改正だ。

　第25条の2の見出しが従来の「情報の提供」から「情報の提供及び指導」になり、条文が次のように改められた。

「薬剤師は、調剤した薬剤の適正な使用のため、販売・授与の目的で調剤したときは、患者又は現にその看護に当たっている者に対し、必要な情報を提供し、及び必要な薬学的知見に基づく指導を行わなければならないこと」

「薬学的知見に基づく指導」とは、薬剤師が有する薬学的知見に基づき、購入者から確認した使用者に関する情報（年齢、性別、症状、服用履歴等）を踏まえ、当該使用者の個別具体の状態、状況等に合わせて、適正使用等を指導する行為のことを指している。

　この改正を受けて、敏感に反応したのが日本病院薬剤師会だ。同会は14年5月24日、「必要な薬学的知見に基づく指導の進め方」と題

医薬品の開発プロセス

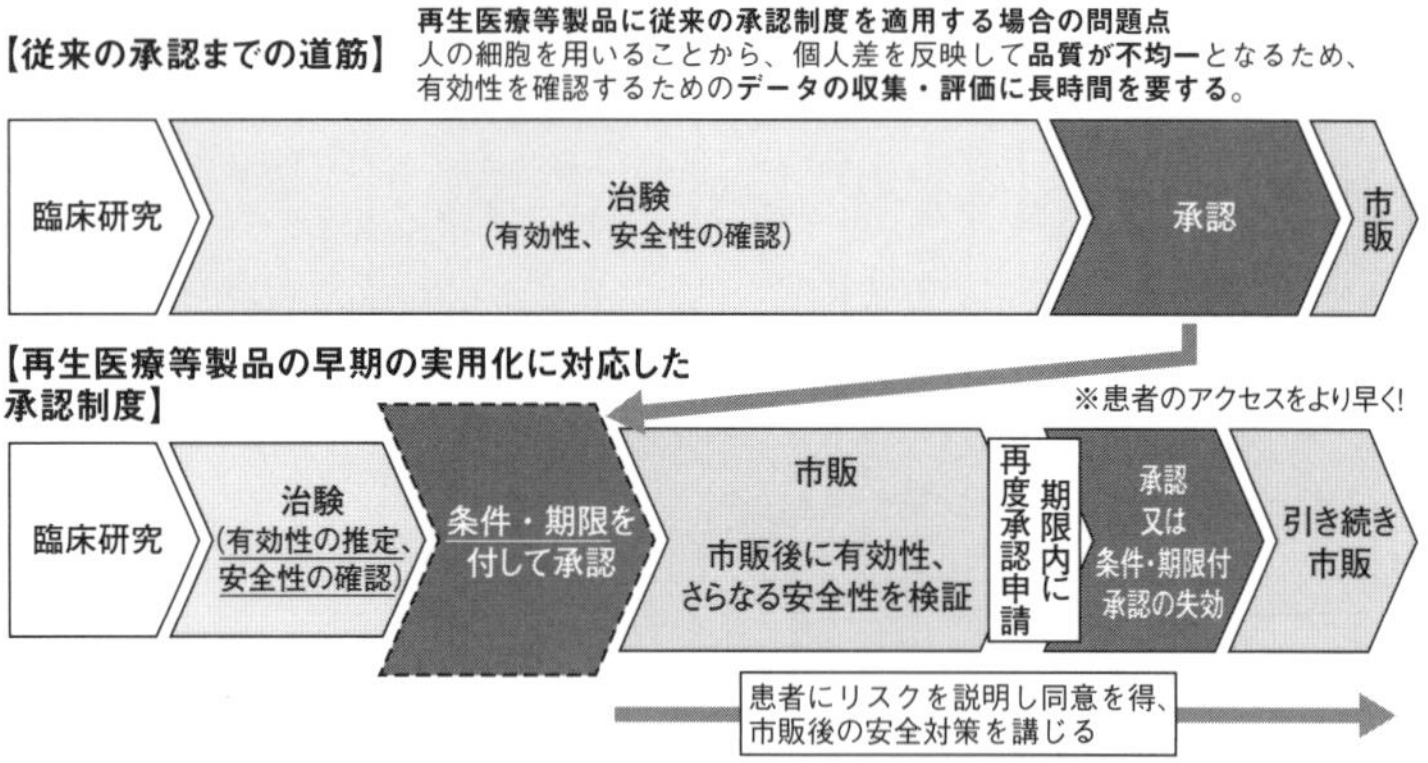

・有効性については、一定数の限られた症例から、従来より**短期間で有効性を推定**
・安全性については、急性期の副作用等は短期間で評価を行なうことが可能
（出所）厚生労働省

する対応策の〝検討結果〟をまとめた。

同会は、改正条文について「『調剤がなされた場合には調剤した薬剤の適正使用のために従来の情報提供義務に加え、薬学的知見に基づいて必要な指導を行うことを義務化した』ものと解せられる」とした。

薬事法の名称に医療機器を明示

14年11月25日には、医薬品、医療機器等の安全かつ迅速な提供の確保を図るため、添付文書の届出義務の創設、医療機器の登録認証機関による認証範囲の拡大、再生医療等製品の条件及び期限付承認制度の創設（**上図参照**）等の所要の措置が講じられ、薬事法の名称が「医薬品、医療機器等の品質、有効性及び安全性の確保等に関する法律」（略称・医薬品医療機器等法）に変更された。

健康保険法

不評を極めた後期高齢者医療制度はマイナーチェンジしながら継続中

Point

◉われわれは医療保険制度によって安心して医療を受けられる。
◉バッシングを受けた後期高齢者医療制度はいつまで継続？

生活の安定と福祉の向上を担う

健康保険法は、被保険者の疾病、傷病などに関して保険給付を行ない、その被扶養者にも保険給付を行なうことを目的とした法律である。おもに中小企業のサラリーマンを加入者とする「全国健康保険協会」（協会けんぽ）と、おもに大企業のサラリーマンを加入者とする「組合管掌健康保険」（組合健保）を規定した法律で、国民健康保険などについては別途法律で規定されている。

健康保険法が改正される場合は、決まって「健康保険法等」と表現されるが、この〝等〟には、「国民健康保険法」「国家公務員等共済組合法」などが含まれている。

医療保険制度は、協会けんぽや組合健保等の「職域保険」、国保の「地域保険」、75歳以上の高齢者を対象とする「後期高齢者医療制度」、特定の疾病や経済的弱者を対象とする「公費負担医療」で構成されている。2003年4月1日施行の改正健康保険法で、被用者保険、地域保険の自己負担率は3割（3歳未満2割）に統一された。

後期高齢者医療制度は〝継続中〟

08年度医療制度改革の目玉として、後期高

医療保険制度の種類

	制度	被保険者		保険者	給付事由
医療保険	健康保険	一般	健康保険の適用事業所で働くサラリーマン・OL（民間会社の勤労者）	全国健康保険協会、健康保険組合	業務外の病気・けが、出産、死亡（船保は職務上の場合を含む）
		法第3条第2項の規定による被保険者	健康保険の適用事業所に臨時に使用される人や季節的事業に従事する人等（一定期間をこえて使用される人を除く）	全国健康保険協会	
	船員保険（疾病部門）	船員として船舶所有者に使用される人		全国健康保険協会	
	共済組合（短期給付）	国家公務員、地方公務員、私学の教職員		各種共済組合	病気・けが、出産、死亡
	国民健康保険	健康保険・船員保険・共済組合等に加入している勤労者以外の一般住民		市（区）町村	
退職者医療	国民健康保険	厚生年金保険など被用者年金に一定期間加入し、老齢年金給付を受けている65歳未満等の人		市（区）町村	病気・けが
高齢者医療	長寿医療制度（後期高齢者医療制度）	75歳以上の方および65～74歳の方で一定の障害の状態にあることにつき後期高齢者医療広域連合の認定を受けた人		後期高齢者医療広域連合	病気・けが

（出所）全国健康保険協会

一部負担割合

2010年3月現在

制度区分	一部負担割合（入院・外来）	
政府管掌健康保険 健康保険組合 共済組合等 国民健康保険 （退職者医療含む）	本人・家族（前期高齢者と3歳未満を除く）	3割
	3歳未満	2割
	前期高齢者	1割または3割
後期高齢者医療	後期高齢者医療対象者	1割または3割

※）後期高齢者医療対象者および前期高齢者の一部負担割合のうち、1割または3割とあるのは、一定以上所得者は3割、その他の人は1割である

齢者医療制度（長寿医療制度）がスタートした。同制度は、08年度から〝75歳以上の後期高齢者〟だけ（一定の障害を持ち、広域連合の認定を受けた65～74歳を含む）を対象とした独立型の医療保険制度であり、従来の老人保健制度は廃止された。

後期高齢者医療制度の運営は、従来のような市町村ではなく、都道府県単位ですべての市町村が加入する広域連合によって実施される。同制度の保険財源は、

後期高齢者医療制度のしくみ

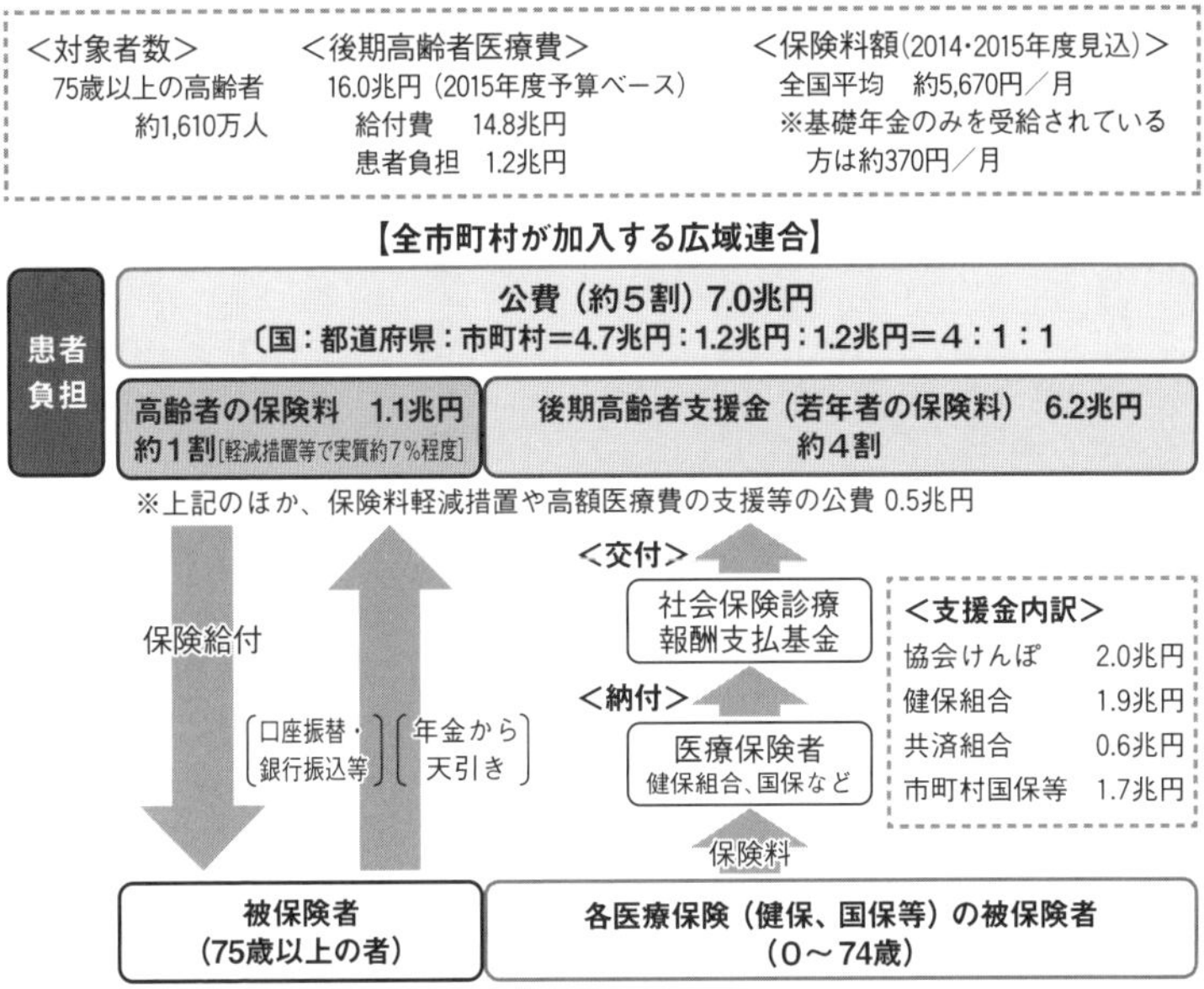

（出所）厚生労働省

後期高齢者からの保険料1割、医療保険者からの後期高齢者支援金が約4割、公費が約5割となっている。これまでと違うのは、後期高齢者から直接、保険料を徴収（年金から天引き）することである。

この〝天引き〟の評判が悪く、マスコミからいっせいにバッシングを受けた。そして、同制度の廃止をマニフェストに掲げた民主党（当時）が09年衆議院選挙で勝利したため、「現政権の1期4年の中で、国民の皆様の納得と信頼が得られる新たな制度に移行する」（厚生労働省）こととなった。

まず手はじめに、75歳以上という年齢に着目した診療報酬体系について、10年度から廃止され、年齢の区切りが撤廃された。

しかし、現在は自民党政権に代わり、日が経つにつれて新たな制度に変更する動きは消えつつある。

2018年度診療報酬改定

介護報酬とのダブル改定年 2025年に向け医療・介護の連携強化

Point

◉18年度は6年に一度の診療報酬・介護報酬の同時改定。

◉大病院の定義が「400床以上」に変更になった。

患者が望む場所での看取りを推進

太陽系の惑星が一列に並ぶ「惑星直列」――、2018年度の医療界は25年までに地域包括ケアシステムの構築実現化に向けて様々な改革が目白押しとなり、まさに惑星直列のようなタイミングを迎えた。具体的には、診療報酬と介護報酬の〝ダブル改定〟に加え、地域医療計画と介護保険事業支援計画の見直し、医療費適正化計画の見直し、さらに国保改革に伴う保険者努力支援制度の実施だ。

診療報酬改定では、「質の高い在宅医療・訪問看護の確保」「小児医療、周産期医療、救急医療の充実」「緩和ケアを含む質の高いがん医療の評価」「認知症の者に対する適切な医療」など、近年の改定で評価された領域を推進する内容のほか、今回はとくに医療と介護の連携を強化する内容が目立った。

たとえば、〝患者が望む場所での看取りの実現〟に向け、医療・介護の適切な連携を実現する「介護医療院」が創設された。日本慢性期医療協会の武久洋三会長は18年2月の定例記者会見の中で、「病状は軽く、要介護度の重い方には、『介護医療院』という新しい施設ができたので、積極的治療はせずに、適切に看取る場合には、『介護医療院』がよい

words 【介護医療院】 長期的な医療と介護のニーズを併せ持つ高齢者を対象とし、「日常的な医学管理」や「看取りやターミナルケア」等の医療機能と「生活施設」としての機能とを兼ね備えた施設。

のではないか」と語っている。

医薬品の適正使用に本腰

18年度改定では、従来以上に医薬品の適正使用に踏み込んでいる。具体的には、①向精神薬の適正処方の取組み、②抗菌薬の適正使用の取組み、③減薬の取組み、④長期処方・残薬の対策——の4つを中心に適正使用を促すことになった。

向精神薬と抗菌薬の適正使用は、世界的な潮流で、日本ではいずれも使用量が多い。ベンゾジアゼピン系向精神薬は承認用量の範囲内でも長期連用によって薬物依存が生じるため、必要以上に長期処方とならないよう、適正化を図る必要があると指摘されている。

また、抗菌薬の適正使用については、抗菌薬の適正使用に関する患者・家族の理解の助けになるよう、診療を評価する加算「小児抗菌薬適正使用支援加算」が新設されたため、抗菌薬を希望する患者や家族への説得材料になるという見方もある。

大病院の定義を400床以上に変更

ほかにも、大病院の定義が従来の「500床以上」から「400床以上」に変更され、多くの400床台の病院が外来診療体制の見直しを迫られることになった。病院は入院、一般的な外来はかかりつけ医に任せるという流れが強調された改定となっている。

2018年度診療報酬改定の内容

		改定率
全体（ネット）改定率		▲1.19%（+0.55−1.65−0.09%）
診療報酬（本体）改定率		0.55%
各科改定率	医科	0.63%
	歯科	0.69%
	調剤	0.19%
薬価改定等改定率		
	薬価改定	▲1.65%
	材料価格改定	▲0.09%

※なお、上記のほか、いわゆる大型門前薬局に対する評価の適正化の措置を講ずる

薬価制度

新薬創出等加算の抜本改革で製薬企業の収益悪化へ

Point

◉新薬創出等加算が抜本的に見直された。
◉長期収載品も大幅に引き下げられ中堅企業には厳しい。

新薬創出等加算を抜本改革

よい薬ほど価格が2年ごとに低下していく制度――、これまでの日本の薬価制度をひと言で説明すると、こうなる。米国の製薬会社は自由に薬価を設定できるが、日本の薬価は国によって決められており、2年に1回、数%引き下げられてきた。

その結果、「薬価制度が開発意思決定に影響して開発・上市を中止・遅延した製品は、グローバルで活動する主要12社で過去10年間に23個存在した」（米国研究製薬工業協会の意見陳述書）という。日本の薬価制度がドラッグ・ラグを生み出したという主張である。

このような状況を改善するため、2010年度から導入されたのが「新薬創出・適応外薬解消等促進加算」（新薬創出等加算）である。

同制度は、「後発医薬品が上市されていない新薬のうち一定の要件を満たすものについて、後発医薬品が上市されるまでの間、市場実勢価格に基づく薬価の引下げを一時的に猶予することにより、喫緊の課題となっている適応外薬等の問題の解消を促進させるとともに、革新的な新薬の創出を加速させること」（厚生労働省）を目的に創設された。

この新薬創出等加算が18年度改定で抜本的

新薬創出等加算の見直し（品目要件・企業要件）

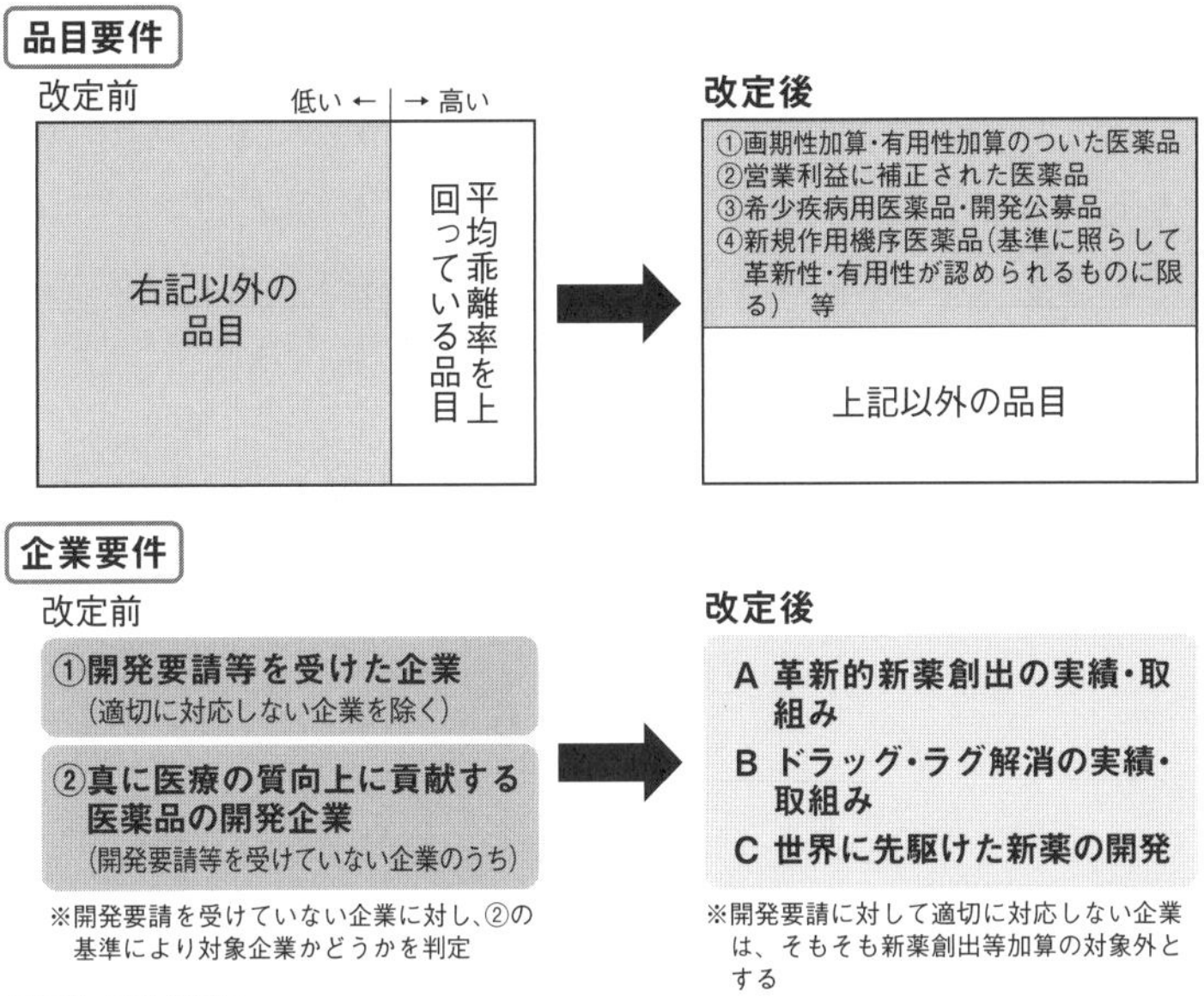

（出所）厚生労働省

に見直され、加算の対象品目が16年度の823品目から18年度は560品目に減少し、多くの製薬企業が悲鳴をあげている。

従来は、市場実勢価格の薬価に対する乖離率（薬価差）が、全既収載医薬品の加重平均乖離率を超えない後発医薬品が上市されていない新薬であれば加算の対象だった。しかし18年度改定では、①画期性加算・有用性加算のついた医薬品、②営業利益に補正された医薬品、③希少疾病用医薬品・開発公募品、④新規作用機序医薬品（基準に照らして革新性・有用性が認められるものに限る）等に限定されたため、対象品目が大幅に減少した。新規作用機序医薬品の収載から3年以内に収載された品目は、「3番手以内に限る」ことから〝銅メダル〟を取れない新薬は加算できないことになった。

また、加算を得るための企業要件についても、また、製薬企業がさらなる革新的新薬開

長期収載品の薬価等の見直し

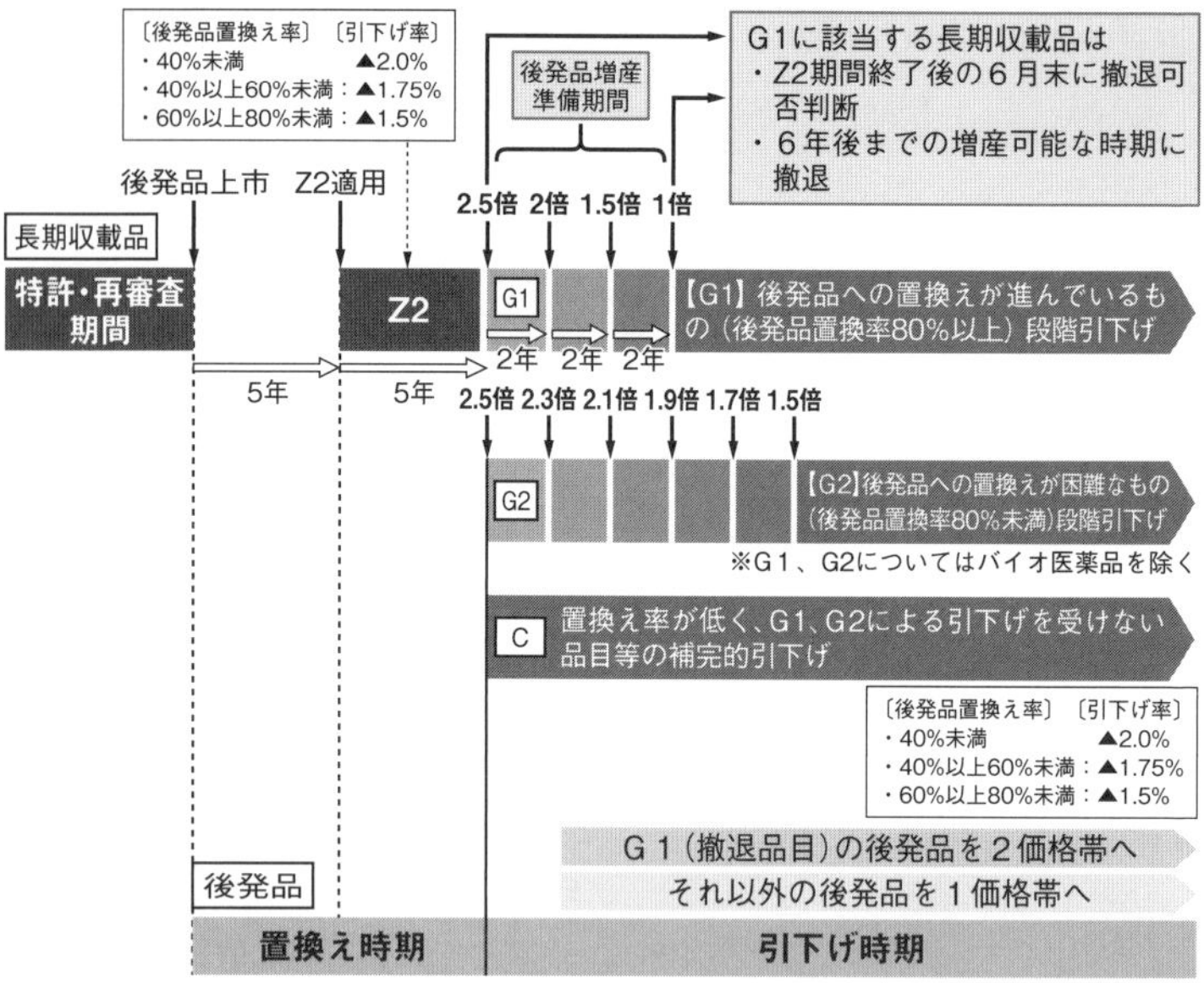

(出所)厚生労働省の資料をもとに作成

発やドラッグ・ラグ解消に取り組むインセンティブとするため、(A)革新的新薬創出、(B)ドラッグ・ラグ対策、(C)世界に先駆けた新薬開発に関する指標——を設定し、指標の達成度・充足度に応じて加算にメリハリをつけている。

長期収載品もさらなる引き下げ

さらに製薬企業の経営に追い打ちをかけるのが、長期収載品(後発医薬品が出たあとの先発医薬品)の薬価等の見直しだ。

欧米と比較してまだまだ長期収載品のシェアが高く、製薬企業にとって〝金のなる木〟の存在になっていることから、後発医薬品上市後10年間までの期間を「後発品置換え時期」、後発医薬品上市後10年を経過した期間を「長期収載品の後発品価格への引下げ時期」と位置づけ、それぞれの時期に応じた薬価に引き下げる改革を実施した(**上図**参照)。

DPC／PDPS

急性期病床の8割以上を占める DPC係数取得が病院経営を左右する

Point
- ◉DPCという制度によって医療行為がガラス張りになった。
- ◉2018年度に制度が改革され、第3ステージを迎えた。

医療の標準化・透明化を促進

ＤＰＣはDiagnosis Procedure Combinationの頭文字からとったもので、文字通り、Diagnosis（診断・傷病名）とProcedure（手技）のCombination（組合せ）による、「診断群分類」を意味する。

この診断群分類は、入院期間中に医療資源を最も投入した「傷病名」と入院期間中に提供される手術、処置、化学療法などの「診療行為」の組合せによって４９５５種類（２０１８年度）に分類されている。この診断群分類に基づく１日当たり定額報酬算定制度をＤＰＣ／ＰＤＰＳ(Per-Diem Payment System)という。

同制度は、診断群分類を在院日数に応じて３段階に分類し、それぞれに１日当たりの包括点数を設定している。わかりやすくいえば、病気によって１日に病院が受け取る料金がおおよそ決まっているという制度である。短い在院期間には高い点数が設定されているため、各病院は入院日数の短縮や退院支援、医療連携に力を入れている。

ＤＰＣ導入の目的について厚生労働省は、「医療の標準化・透明化の促進」と述べている。患者側には、標準的な治療と価格が明ら

words 【ＤＰＣ／ＰＤＰＳ】 2003年４月からスタートした入院診療の評価の見直し（包括化）のこと。現在は、1,730病院以上がＤＰＣ病院となり、急性期一般入院基本料等に該当する病床の約83％を占める。

DPCにおける診療報酬の算出方法

DPCにおける
診療報酬額　＝　DPC包括評価部分　＋　出来高部分

DPC包括評価部分：入院基本料、検査、画像診断、投薬、注射　など

出来高部分：手術、麻酔、放射線治療　など

包括評価部分　＝　診断群分類ごとの1日あたり点数　×　**医療機関別係数　×　在院日数**

医療機関別係数　＝　機能評価係数Ⅰ　＋　Ⅱ　＋　基礎係数

（役割や機能に着目した医療機関の群別に設定されている）

かになり、病院側には、経営管理のツールとしてＤＰＣは大いにメリットがある。

今後はDPCから撤退する病院も

ＤＰＣ／ＰＤＰＳの算定方法は、上図のようになっている。診断群分類ごとの包括点数には、入院基本料、検査（内視鏡検査、心臓カテーテル検査等を除く）、画像診断、投薬、注射、処置（１０００点以上を除く）等が含まれている半面、手術・麻酔、放射線治療、医学管理、リハビリテーション、精神科専門療法、病理診断・判断料、１０００点以上の処置、内視鏡検査、心臓カテーテル検査等は、別途、出来高で算定できる。

診断群分類の点数は、すべてのＤＰＣ病院共通だが、「医療機関別係数」は病院ごとに異なる。それぞれの病院が果たしている機能を評価する「機能評価係数Ⅰ・Ⅱ」と、医療機関群ごとに設定する包括点数に対する出来

DPCの1日当たり点数の設定方法

1日当たり定額点数・設定方式のポイント

- 入院初期を重点評価するため、在院日数に応じた**3段階の定額報酬**を設定
- 例外的に入院が長期化する患者への対応として、期間Ⅲ（平均在院日数＋2SD［標準偏差］以上の30の整数倍を超えた部分）については出来高算定
- 実際の医療資源の投入量に応じた評価とするため、**4種類の点数設定パターン**で対応

現行の点数設定方式の例（標準的なパターンA）

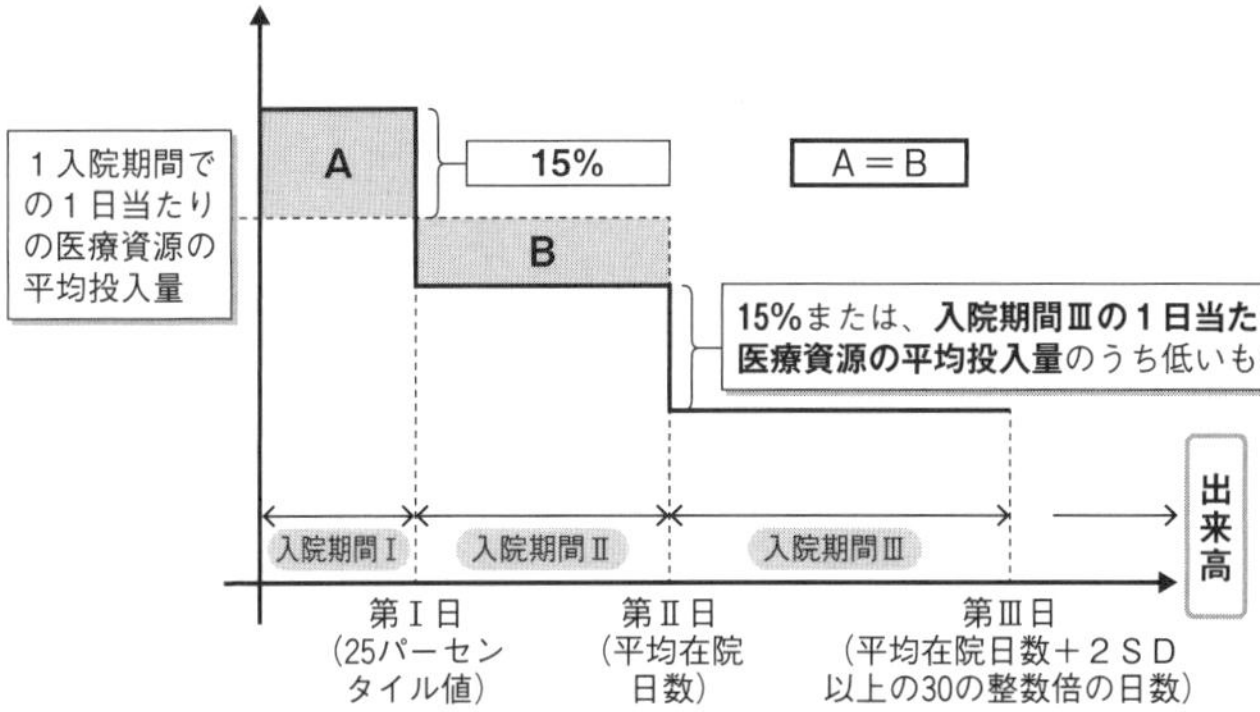

（出所）厚生労働省

高実績点数相当の係数「基礎係数」を足したものが「医療機関別係数」となる。

【機能評価係数Ⅰ】当該病院の全入院患者が算定する項目（急性期入院料の差額や入院基本料等加算）について係数化したもの。

【機能評価係数Ⅱ】効率改善等への取組みを評価したもので、6つの係数（保険診療係数、効率性係数、複雑性係数、カバー率係数、救急医療係数、地域医療係数）を基本的評価軸として評価している。

【基礎係数】全病院一律の基礎係数だと高機能の大学病院本院などに不利になるため、大学病院本院で構成される「大学病院本院群」、診療密度等の要件を満たす「DPC特定病院群」、その他を「DPC標準病院群」と3分類されている。

　機能評価係数Ⅰ・Ⅱで高い評価が得られない病院は、〝急性期病院としての看板〟を使い将来、外されることになるだろう。

がん患者を含めた国民ががんを知り、がんの克服を目指す

Point

- 2007年のがん対策基本法により、がん対策が進化している。
- 患者それぞれの状況に応じたがん医療や支援が大きな課題。

17年度から第3期計画がスタート

日本人の3人に1人が、がんで死亡し、日本人男性の2人に1人、女性の3人に1人ががんになっている。1981年（昭和56年）に死因別死亡率でトップになって以来、がん（悪性新生物）の死亡率上昇が止まらない。

国のがん対策は、62年（昭和37年）に国立がんセンターを設置して以来、84年（昭和59年）からは「対がん10か年総合戦略」、04年には、「第3次対がん10か年総合戦略」等を展開してきた。その後、がん医療の環境を大きく変えた法律が06年6月に成立した「がん対策基本法」である。

同法は、がん治療の均てん化（全国どこでも高度な治療を受けられる体制を構築すること）を目的とした法律で、07年4月に施行された。がん対策に関して基本理念を定め、国や地方公共団体、医療保険者、医師、そして国民の責務を明らかにすることなどにより、がん対策を総合的・計画的に推進することが狙いである。

この基本法を受けて、政府は07年に第1期（07～11年度）の「がん対策推進基本計画」を策定し、12～16年度の第2期を経て、17年度から第3期（17～22年度）の計画が動き出

がん対策加速化プランの内容

（2015年12月）

実施すべき具体策		
がんの予防	がんの治療・研究	がんとの共生
①がん検診 ・精検受診率等の目標値設定 ・市町村、保険者の受診率及び取組事例等の公表 ・保険者に対する検診ガイドラインの策定 ・検診対象者等へのインセンティブの導入 ②たばこ対策 ・ＦＣＴＣや海外のたばこ対策を踏まえた、必要な対策の検討 ・厚生労働省としては、たばこ税の税率の引上げを継続して要望 ・ラグビーW杯、東京オリンピック・パラリンピックに向けた受動喫煙防止対策の強化 ③肝炎対策 ・患者の自己負担の軽減を通じた、重症化予防の推進 ④学校におけるがん教育 ・「がんの教育総合支援事業」の実施　等	①がんのゲノム医療 ・ゲノム医療実現に向けた実態調査 ・全ゲノム情報等の集積拠点の整備 ・家族性腫瘍の検査・治療等の検討 ②標準的治療の開発・普及 ・高齢者や他疾患を持つ患者への標準的治療の検証 ③がん医療に関する情報提供 ・患者視点で簡単に検索できる拠点病院検索システムの構築 ④小児・AYA世代のがん、希少がん ・小児がん医療提供体制、長期フォローアップ体制等の検討 ・AYA世代のがん医療等の実態調査 ⑤がん研究 ・「健康・医療戦略」・「医療分野研究開発推進計画」及び「がん研究10か年戦略」を踏まえた研究の推進　等	①就労支援 ・拠点病院における仕事の継続を重視した相談支援の実施 ・ハローワークにおける就職支援の全国展開、事業主向けセミナー等の開催 ・産業保健総合支援センターの相談員による企業等に対する相談対応等の支援 ・企業向けのガイドラインの策定及び普及啓発 ②支持療法の開発・普及 ・支持療法に関する研究の推進 ③緩和ケア ・緩和ケアチームの実地研修の実施 ・患者の苦痛のスクリーニング方法の事例集の作成 ・地域連携のための訪問看護師の育成　等
↓避けられるがんを防ぐ	↓がん死亡者の減少	↓がんと共に生きる

“がん”を克服し、活力ある健康長寿社会を確立

（出所）厚生労働省

している。

第1期の基本計画では、07年度からの10年間でがんの年齢調整死亡率を20％減少させることを全体目標としていたが、未達に終わった。そのため、①遅れているため「加速する」ことが必要な分野、②当該分野を「加速する」ことにより死亡率減少につながる分野に絞り、短期集中的に実行すべき具体策を明示した「がん対策加速化プラン」が第3期計画前の15年12月に策定された。

プランの3つの柱は「がんの予防」「がんの治療・研究」「がんとの共生」が設定された（**上表**参照）。

第3期の「がん対策推進基本

words 【がん相談支援センター】 全国のがん診療連携拠点病院等に設置されているがんの相談窓口。

計画」も、このプランを意識した内容になっており、目標未達の原因に「喫煙率やがん検診受診率の目標値が達成できなかったこと」等をあげている。さらに、新たな課題として、がん種、世代、就労等の患者それぞれの状況に応じたがん医療や支援がなされていないことなどが指摘されている。

そのため、「がん患者を含めた国民が、がんを知り、がんの克服を目指す」ことを目標に掲げ、全体目標として、①科学的根拠に基づくがん予防・がん検診の充実、②患者本位のがん医療の実現、③尊厳を持って安心して暮らせる社会の構築――の3つが設定された（次ジペー図参照）。

分野別施策は、「がん対策加速化プラン」と同様である。そのうちのひとつ「がんとの共生」では、がん相談支援センターの利用率が7・7％と低く、相談支援を必要とするがん患者が同支援センターを十分利用するに至っていないことが指摘されている。そのため、拠点病院等や小児がん拠点病院は、同支援センターの目的と利用方法を院内に周知するよう計画の中で求めている。

18年度診療報酬改定に計画を反映

18年度診療報酬改定では、「緩和ケア病棟入院料の見直し」「在宅療養中のがん末期の患者に行なう酸素療法の評価」「高度な放射線治療機器の効率的な利用の推進」「がん患者の治療と仕事の両立に向けた支援の充実」「がんゲノム医療に係る評価」などが新たに評価された。これらの評価は、第3期の計画が反映されたようだ。

主治医が産業医から助言を得て、患者の就労の状況を踏まえて治療計画の見直し・再検討を行なう等の医学管理を行なった場合に新設された「療養・就労両立支援指導料」（1000点）を算定できることになった。

第３期がん対策推進基本計画の概要

全体目標

「がん患者を含めた国民が、がんを知り、がんの克服を目指す」
①科学的根拠に基づくがん予防・がん検診の充実
②患者本位のがん医療の実現
③尊厳を持って安心して暮らせる社会の構築

分野別施策

❶ がん予防

（1）がんの１次予防
（2）がんの早期発見、がん検診（2次予防）

❷ がん医療の充実

（1）がんゲノム医療
（2）がんの手術療法、放射線療法、薬物療法、免疫療法
（3）チーム医療
（4）がんのリハビリテーション
（5）支持療法
（6）希少がん、難治性がん（それぞれのがんの特性に応じた対策）
（7）小児がん、ＡＹＡ（※）世代のがん、高齢者のがん
（※）Adolescent and Young Adult：思春期と若年成人
（8）病理診断
（9）がん登録
（10）医薬品・医療機器の早期開発・承認等に向けた取組み

❸ がんとの共生

（1）がんと診断された時からの緩和ケア
（2）相談支援、情報提供
（3）社会連携に基づくがん対策・がん患者支援
（4）がん患者等の就労を含めた社会的な問題
（5）ライフステージに応じたがん対策

❹ これらを支える基盤の整備

（1）がん研究
（2）人材育成
（3）がん教育、普及啓発

がん対策を総合的かつ計画的に推進するために必要な事項

❶ 関係者等の連携協力の更なる強化
❷ 都道府県による計画の策定
❸ がん患者を含めた国民の努力
❹ 患者団体等との協力
❺ 必要な財政措置の実施と予算の効率化・重点化
❻ 目標の達成状況の把握
❼ 基本計画の見直し

（出所）厚生労働省

マイナンバー制度

一元管理された個人情報を有効活用して医療等の質向上を目指す

Point

◉日本再興戦略の中で、マイナンバー制度の医療分野への応用が決まった。

◉ＩＤ活用は「医療連携・研究分野への活用」が〝本丸〟。

16年1月から運用が開始されたマイナンバー制度は、「社会保障、税、災害対策の分野で効率的に情報を管理し、複数の機関が保有する個人の情報が同一人物の情報であることを確認するために活用されるもので、行政を効率化し、国民の利便性を高め、公平・公正な社会を実現する社会基盤」を目指すものだが、番号制度の創設時の検討過程では、医療情報は機微性が高いため、マイナンバーとは別の番号で管理する方向性が示されていた。

期待される医療分野への活用

「セキュリティの徹底的な確保を図りつつ、マイナンバー制度のインフラを活用し、医療等分野における番号制度を導入する」「地域の医療機関間の情報連携や、研究開発の促進、医療の質の向上に向け、医療等分野における番号の具体的制度設計や、固有の番号が付された個人情報の取扱いルールを検討する」

――2015年6月30日に閣議決定された「日本再興戦略」の中で、〝ローカル・アベノミクスの推進〟として位置づけられたのが、マイナンバー制度の医療分野への応用だ。

診療に活用しなければ意味がない

日本再興戦略を受けて、医療等分野の情報

医療等分野の情報連携の利用場面（ユースケース）

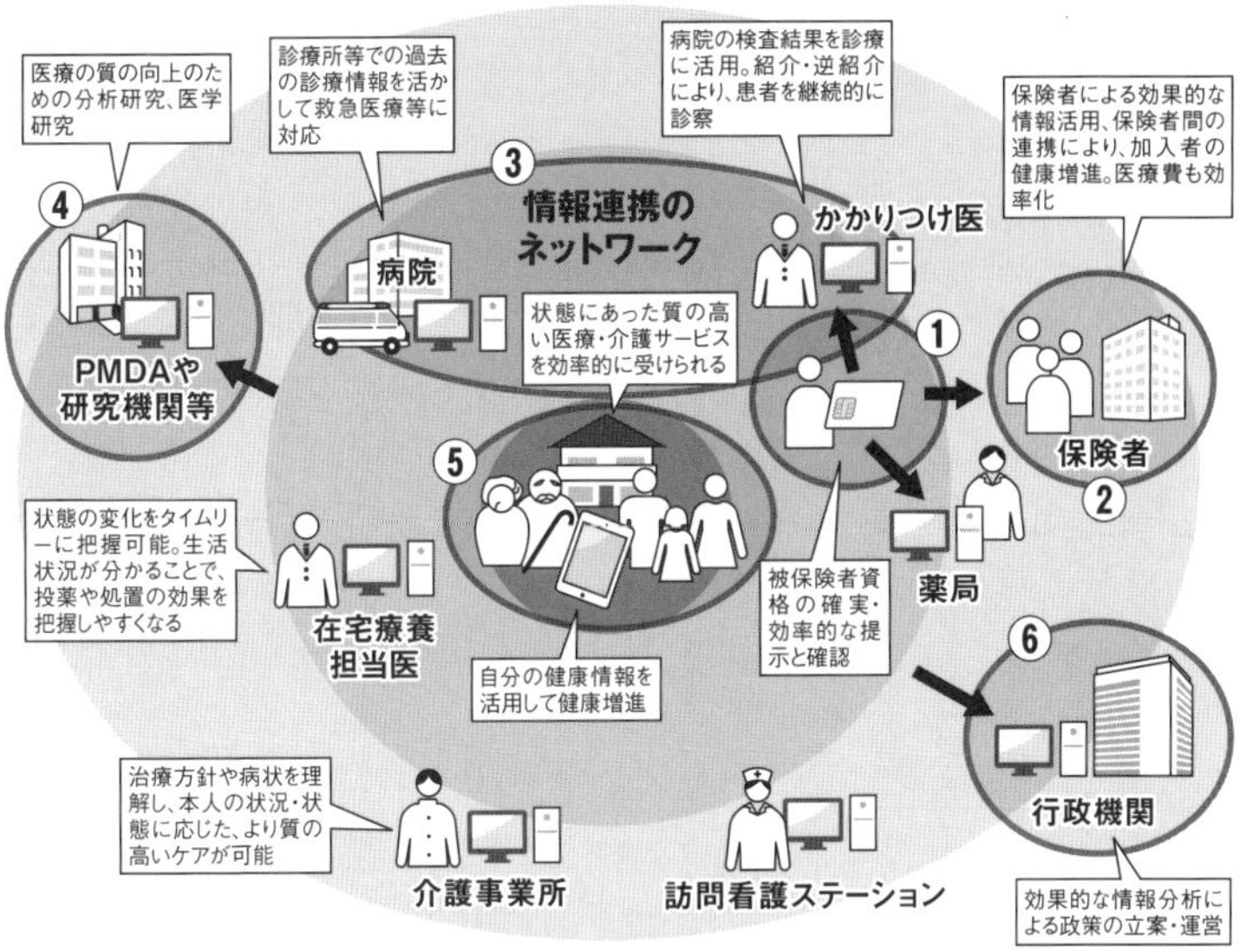

①	**医療保険のオンライン資格確認**	受診時の被保険者資格の提示と確認を、オンラインで確実・効率的に行なう 公的医療サービスの公正な利用の確保、請求支払事務の支援・効率化にも資する
②	**保険者間の健診データの連携** **（資格異動時の健診データの活用等）**	保険者が、加入者の健診データを効果的に活用。加入者の健康増進につなげる 質の高い医療資源の有効な活用につながり、医療費も適正化される
③	**医療機関・介護事業者等の連携** **（地域レベル、複数地域間での連携）**	病院での検査結果をかかりつけ医の診療に活用、患者を継続的に診察。救急医療で、他医療機関での過去の診療情報を確認、適切な救急医療を提供。医療・介護従事者が連携して地域包括ケアを実現
④	**健康・医療の研究分野** **（コホート研究、大規模な分析）**	レセプトNDB（ナショナルデータベース）の活用。コホート研究（追跡研究）、大規模な分析研究を推進 その成果を医療の質の向上につなげる。行政はデータ分析の結果を政策の立案・運営に活用
⑤	**健康医療分野のポータルサービス** **（医療健康履歴の確認、予防接種の案内）**	国民が自ら健康・医療の履歴や記録を確認できるしくみ（PHR）を整備、健康増進に活用 予防接種等の履歴の確認やプッシュ型の案内が可能になる
⑥	**全国がん登録**	がんの罹患、診療、転帰等の状況をできるだけ正確に把握・調査研究に活用。成果を国民に還元

連携に用いる番号のしくみについて、具体的な利用場面や同制度のインフラの活用の考え方等について検討してきた「医療等分野における番号制度の活用等に関する研究会」は15年12月に報告書をまとめた。

報告書では「医療等分野の個人情報の適切な活用は、患者へのより安全で質の高い医療・介護の提供に不可欠である。日常の健康管理や災害時の対応などでも、国民自らが診療・服薬の履歴を把握するニーズも大きい。医療の高度化には医学研究の発展が不可欠だが、個人の医療データの蓄積を活用することで、医学研究の発展や医療の高度化など社会全体の利益にもつながる」などと指摘された。

そのため、医療等分野におけるＩＤ活用は、３つのステップで導入を進めるという。

まずは、「行政機関における医療分野での利用拡充」で、保険者での健診データの管理などに活用する。

次のステップは「医療保険システムの効率化・基盤整備」で、保険者と医療機関の間で、患者の資格を効率的に一意的に確認するネットワークを構築する。16年度から段階的に導入し、20年までに本格運用を目指して、準備を進めていくとしている。

３つめのステップ「医療連携や研究分野にＩＤを活用」が、マイナンバー制度創設の〝本丸〟だといっても過言ではない。なかでも、「医療機関・介護事業者等の連携」（地域レベル、複数地域間での連携）への期待は大きく、「病院での検査結果をかかりつけ医の診療に活用」「救急医療で他医療機関での過去の診療情報を確認」「医療・介護従事者が連携して地域包括ケアを実現」などへの活用が期待されている。

第 **4** 章

病院・診療所の生き残り戦略

病床の再編

人口減少時代、2025年に向けて各地の病床が再編されていく

Point

◉13年時点で約135万ある病床が、25年には約20万床がいらなくなる。
◉急性期病院の選別はさらに進む。

人口構造の変化が病院経営を直撃

政府の「医療・介護情報の活用による改革の推進に関する専門調査会」が2015年6月にまとめた第一次報告「医療機能別病床数の推計及び地域医療構想の策定に当たって」の内容に、多くの医療関係者が驚かされた。

13年時点で134万7000床ある全国の病床数が、目指すべき姿を完成させる25年には115万〜119万床程度で十分だとされたからだ。現状からは最大20万床程度の病床が〝なくなっても問題ない〟とされてしまった。

もちろん、現在の病床稼働の状況や今後の高齢化等の状況等により、25年に向けて、病床が不足する地域と過剰となる地域が存在する。

たとえば、神奈川県は既存の病床数6万2900床に対し、25年には7万2200床が必要と推計されており、9400床足りないが、広島県は既存の病床数3万5200床に対し、25年には2万8700床が必要と推計されており、6500床多い。

大都市部では不足する地域が多く、それ以外の地域では過剰となる地域が多い。

一方、将来、介護施設や高齢者住宅を含め

た在宅医療等で追加的に対応する患者数として29・7万～33・7万人分が必要と指摘されたが、こちらも大都市部を中心に多くなっている。

急性期病院の需要が減少する地域

経済産業省の「将来の地域医療における保険者と企業のあり方に関する研究会」が15年3月にまとめた報告書では、さらに具体的に各都道府県の〝未来図〟が浮き彫りにされている。

この報告書は、地域医療構想（64ページ参照）を策定する際に意見を求められることになった保険者（協議会）のための参考テキスト的な位置づけとなっている。

報告書では、すべての二次医療圏について入院の医療需要を基本として医療提供体制の将来像と検討内容を分析しており、IやIIに該当する地域では、早期に回復期・慢性期病床への転換を促すことに加え、外来の医療資源を在宅医療に活用することを提案している（**表参照**）。

医療提供体制の将来像と検討内容

I	2010～2040年にかけて、目標とする病床水準を上回る二次医療圏。病床数の低減を検討。 79医療圏
II	タイプIに分類されず、2040年までに入院医療需要のピークを迎える二次医療圏（早熟型・中間型）。 高度急性期・急性期機能病床の回復期・慢性期機能病床への転換を検討。また、外来医療需要の減少に対応して、外来の医療資源を在宅医療に活用することを検討。 117医療圏
III	タイプIに分類されず、2040年まで入院医療需要が伸び続ける二次医療圏（遅行型）の内、高度急性期・急性期機能相当の病床への入院医療需要が2040年以前にピークを迎える二次医療圏。 保健事業等の入院受療率の低減につながる取組みを進めることにより、目標とする病床水準の確保を検討。 高度急性期・急性期機能相当の病床への入院医療需要が減少していくことから、その時点に向けて高度急性期・急性期病床を回復期・慢性期病床に転換を検討。 89医療圏
IV	タイプIに分類されず、2040年まで入院医療需要が伸び続ける二次医療圏（遅行型）の内、高度急性期・急性期機能相当の病床への入院医療需要が2040年まで伸びる二次医療圏。 保険者や企業が連携した入院受療率の低減につながる保健事業等の取組みを集中的に行なうことを検討。 52医療圏

（出所）経済産業省

病院経営の指針

職員満足を実現するために押さえておきたい6つのポイント

Point

●職員が逃げ出す病院には6つの特徴がある。ビジョンがなく、チーム医療が機能していない医療機関の職員は疲弊するだけで、立ち去るしかなくなる。

見過ごせない6つのポイント

3章で述べた医療制度改革が実施されていくなかで、どのような変化が医療機関に起きるのであろうか? ここでは、「どのような病院から職員が逃げ出すのか?」という観点からまとめてみた。

①ビジョン・目標がない=学び・存在意義がない

ビジョンを決めることとは、〝病院のコンセプト〟を決めることである。心血管疾患の最新治療を提供する、検診から緩和ケアまでトータル的ながん治療を提供する――、ということを決めたうえで、他の戦略に取り組むことになる。いうまでもないが、規模の小さい診療所、さらには調剤薬局でも〝コンセプト〟は不可欠であり、患者や職員はコンセプトで医療機関を選ぶようになる。

②医療クラークなどの事務負担対策に取り組んでいない

ビジョンを決めたら、各専門職がビジョンに対して何をすべきかを考えなければならない。専門医が職能を発揮するには、医師がやるべきでないことを他の職員に任せるべきだ。

③ワークライフバランスに配慮していない

医療ほど、人材が大切な資源となるサービ

words　**【医療クラーク】** 医師事務作業補助者。診療報酬の入院基本料で加算が認められた業務範囲は、医師（歯科医師を含む）の指示のもとに、診断書などの文書作成補助、診療記録への代行入力、医療の質の向上に資する事務作業ならびに行政上の業務への対応に限定されている。

スはないだろう。全体平均よりも3～10倍も有効求人倍率が高い医療職の離職率を低くするには、ワークライフバランスへの配慮が欠かせない。

④チーム医療が機能していない（問題・課題を放置している）

院内連携の欠如は、非効率と質の低下を招くことになる。

こういう病院から職員は逃げ出す

①ビジョン・目標がない＝学び・存在意義がない
②医療クラークなどの事務負担対策に取り組んでいない
③ワークライフバランスに配慮していない
④チーム医療が機能していない（問題・課題を放置している）
⑤医療連携に取り組まない（地域の開業医との協力体制がない）
⑥これまで以上に忙しくならずに平均在院日数を短縮することに取り組んでいない

⑤医療連携に取り組まない（地域の開業医との協力体制がない）

医療連携に取り組まないことが自殺行為であることは、今後の死亡数の予測を見れば明らかだ（200ページ参照）。

⑥これまで以上に忙しくならずに、平均在院日数を短縮することに取り組んでいない

平均在院日数の短縮をゴールとするのではなく、①～⑤をしっかりとクリアしたにもかかわらず、職員が忙しくなっていない、疲弊していないという状況をつくることが、これからの病院経営には求められる。なぜなら、病院数が減少していくなかで、患者（医療費）が増えるということは、1病院あたりの患者数が増えることになるからだ。これを解決するには、規模（マンパワー）の拡大と地域医療連携システムの構築が最低限求められることになる。

チーム医療の評価の高まりは、医師や看護師等の負担軽減・効率化につながる

Point
◉診療報酬改定のたびにチーム医療の点数が高くなってきた。
◉チーム医療によって、多職種連携によるアウトカムの向上が期待される。

改定のたびに高まるチーム医療の評価

診療報酬においてチーム医療の評価がいっきに拡大したのは、2012年度改定からだ。それまでは、「呼吸ケアチーム加算」と「栄養サポートチーム加算」「感染防止対策加算」くらいの評価にとどまっていたが、「精神科リエゾンチーム加算（14年7月1日現在の届出数54施設）」「移植後患者指導管理料（同195病院＋2診療所）」「外来緩和ケア管理料（同197施設）」「病棟薬剤業務実施加算（同1189施設）」「糖尿病透析予防指導管理料（同1193病院＋279診療所）」の5項目が新設された。

12年度には、既存の項目も評価が拡大された。診療報酬におけるチーム医療の評価とは、言い換えると医師や看護師の負担軽減や業務の効率化といった位置づけになっている。

16年度には、「医師事務作業補助体制の評価」「夜間看護体制の充実に関する評価」「脳卒中ケアユニット入院医療管理料の医師配置要件の見直し」「歯科医師と連携した栄養サポートチームに対する評価」などが新たに評価された。

すでに1000病院以上が届け出ている「栄養サポートチーム」に、院内または院外

の歯科医師が参加した場合の評価として「歯科医師連携加算」が新設された。名称に「歯科医師」という文字が入っているが、歯科ではなく医科の点数表の新設項目である。

多職種連携によるアウトカム向上に期待

チーム医療がもたらす具体的な効果は、

①疾病の早期発見・回復促進・重症化予防など医療・生活の質の向上
②医療の効率性の向上による医療従事者の負担の軽減
③医療の標準化・組織化を通じた医療安全の向上

などが期待される。

最近のチーム医療を評価した点数のなかで、最も注目を集めたものは、「1年間に当該指導管理料を算定した患者の人数、状態の変化等について報告を行なうこと」というアウトカム評価を施設基準に盛り込んだ「糖尿病透析予防指導管理料」だろう。

厚生労働省が13年12月25日の中医協・総会に提出した資料によると、「糖尿病透析予防指導管理料の算定患者のうち、「改善または維持が認められた者の割合」の平均は、血圧が69・1％、HbA1cが66・0％、腎機能が60・5％だった。

資料には「都道府県別の平均改善・維持率」が折れ線グラフで紹介されており、具体的な数値は定かではないが、3つの指数とも明らかに平均以上を実現したのは、高知県、島根県、青森県の3県くらいだ。その他の都道府県では、腎機能が他の2つの指標と比べて大幅に悪い地域が目立つ。

この腎機能の数値の改善・維持が1つの課題になるが、16年度改定では、同管理料に「腎不全期患者指導加算」が新設された。この加算は、進行した糖尿病性腎症の患者に対する質の高い運動指導を評価したものである。

病院の〝価格〟戦略

バランス・スコアカードを採用して〝単価〟をマネジメントする

Point

◉医療行為の点数は診療報酬によって決められているが、〝単価〟を高く設定することは可能だ。

◉病院経営にバランス・スコアカードが活用されている。

医療機関が、1人1日当たりの点数（日当点）の目標値を設定することは、企業経営でいえば、〝価格戦略〟を考える視点と同様のものである。

病院にも〝価格戦略〟がある

診療報酬制度があるため、医療の価格は医療機関側が決められないという見方もあるが、看護体制を手厚くしたり、点数の組み合わせによって、より高い点数を算定する（報酬を得る）ことは可能だ。DPC病院においても、「不正なアップコーディング（より高い点数のDPCを選択すること）にならない程度の適正なコーディング（医師が作成したカルテに記載されている診断病名を国際疾病分類（ICD）に従ってコード化していくこと）」を研究しているだろう。

BSCで診療単価×患者数を管理

医療機関の収入は「診療単価」と「患者数」によって決まる。診療単価を上げるには、手術数の増加や平均在院日数の短縮、救急医療の充実、医療の標準化、新設点数の取得等が有効であり、患者数を増やすには、紹介・逆紹介患者の増加、患者満足度の向上等が求められる。

収入分析アプローチ図

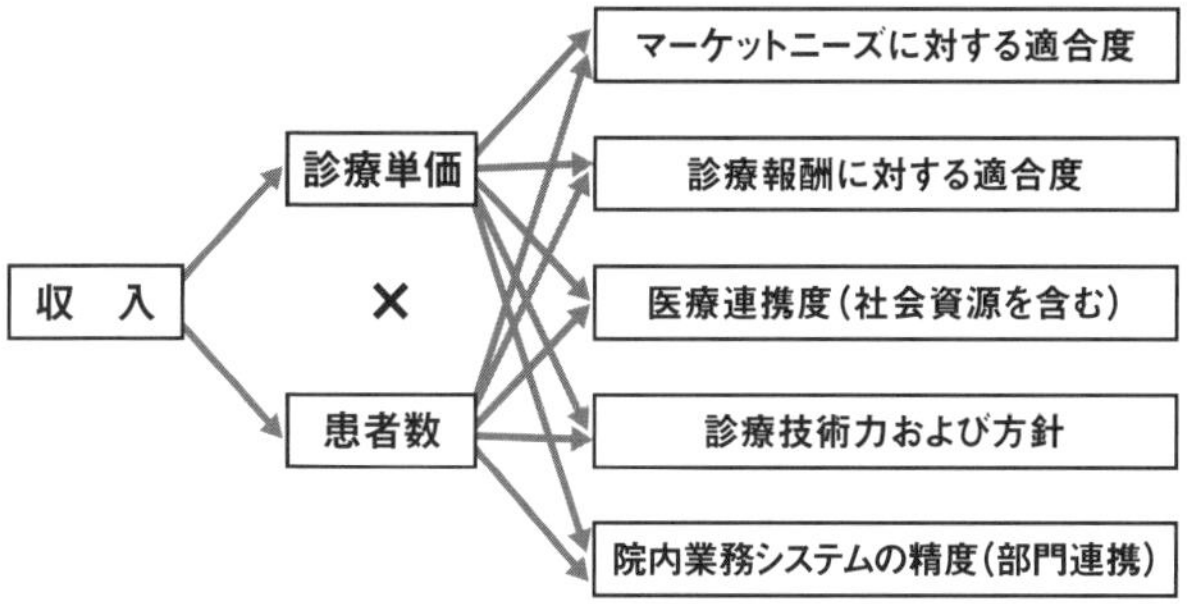

（出所）「戦略的な病院経営管理の基礎と実務」鍵山堅一（ユート・ブレーン）

診療単価を上げても、患者数が減少しては意味がない。そのため、経営のバランスをみるための、バランス・スコアカード（BSC）という手法を採用している医療機関が多い。

BSCは米国で1990年代に生まれた全体最適を実現する戦略マネジメント・システムである。ビジョンと戦略を中心として、まず4つの視点（①顧客の視点、②財務の視点、③学習と成長の視点、④内部プロセスの視点）を取り入れて現状を分析する。そのうえで、目標設定をすることにより、バランスよい経営を行なうことができるというわけだ。

たとえば、①顧客の視点では、「クレーム件数」「待ち時間の変化」「新規患者獲得数」「連携先の患者数や利益」などについて期間を区切ってみていく。

②財務の視点では、「患者1人あたりの収入」や、「コスト的な指標」が入る。

③学習と成長の視点では、「クリティカルパスの導入数」「従業員定着率」「従業員1人あたり教育費」「職員満足度」などが該当する。

④内部プロセスの視点では、「平均在院日数の短縮」「救急医療の充実」「医療事故防止」「医療機器の共同利用数」「チーム医療の推進」「疾病別の手術件数や症例件数」などが考えられる。

アウトカム評価

これからの医療機関、薬局は3つのアウトカム指標が大切になる

Point

◉今後は実績評価であるアウトカム指標がますます重視される。
◉「臨床的アウトカム」「患者立脚型アウトカム」「経済的アウトカム」が大切。

医療機関の〝商品〟はアウトカム

前項で紹介したチーム医療と多職種連携は、医師や看護師の負担軽減・業務の効率化という効果のほかに、経営実績やアウトカム指標（診療後の患者の状態など「医療の結果・成果」を表わす指標）、プロセス指標（実際に行なわれた診療の適切さなど「医療の過程」を表わす指標）の向上・改善という目的がある（「医療の結果・成果」を表わす指標には、死亡率、回復率、再入院率、患者満足度などがあり、「医療の過程」を表わす指標には、早期リハビリテーション開始率、糖尿病患者での血糖コントロールなどがある）。

２０１６年度の診療報酬改定では、「在宅医療における看取り実績に関する評価の充実」「夜間看護体制の充実に関する評価」「小児在宅医療に係る評価の推進」「回復期リハビリテーション病棟におけるアウトカムの評価」「かかりつけ薬剤師・薬局の評価」などに〝実績〟を求める施設基準が盛り込まれた。

受診中断で多いのは「経済的理由」

これからの医療機関や薬局は、３つのアウトカムを指標として経営の舵取りをしていく必要がある。

1つめは医療従事者に最も馴染みがある「臨床的アウトカム」だ。これは95ページで述べたとおり、各種検査値の改善度を示す。

2つめは、「患者立脚型アウトカム」だ。これは、「患者満足度」と同様な意味であり、患者の主観的な評価指標を重要視している。もちろん、アンケートなどにより、患者から直接満足度を聞くこともある程度は有効だが、〝声に出さない態度〟を分析していくことも重要になる。たとえば、ある患者に1か月分の薬を処方したとする。処方した医師は、その患者が1か月後に再受診することを望んでいるだろうが、2か月後に受診したとなれば、患者の心の中に、何らかの〝ざらつき〟が発生していることになる。また、3種類の薬を処方したが、そのうち1種類は残薬が多いとなれば、患者側に「飲めない理由」があることになる。このような細かいことまでケアできる医療機関や薬局が患者から選ばれることになるだろう。

3つめは、「経済的アウトカム」である。つまりは費用対効果だ。受診中断の対策として、14年5月にまとめたれた「糖尿病受診中断対策マニュアル」と「糖尿病受診中断対策包括ガイド」(研究代表者：国立国際医療研究センター野田光彦)には、受診中断の理由として、治療の優先度の理解（忙しいから、など）や、疾患への認識（体調がよいから、など）の不足に加え、医療費が経済的負担になることもあげられている。

そのため、受診中断への対策として「インスリンの自己注射が指示どおり行なわれず残っている、または、きちんと薬剤が内服されず残薬がある場合には、医療費が経済的に負担である可能性を考慮する」「医療費が経済的に負担である場合は、より薬価の低い薬剤や後発医薬品を考慮する」などが推奨されている。

医療・介護連携

地域包括ケアシステム構築のカギとなる在宅医療・介護連携推進事業

Point

◉在宅医療・介護連携推進事業には市区町村で行なう8つの取組みがある。
◉「東海村プロジェクト」もケアマネと薬剤師をつないだだけ。

市区町村の在宅医療・介護連携推進事業

今後、在宅医療と介護の連携を中心に地域包括ケアシステムが構築されていくわけだが、地域包括ケアのカギとなるのは「在宅医療・介護連携推進事業」だ。

現在、都道府県の同事業が市町村に振り分けられており、着実に地域包括ケアシステムの構築が進んでいる。

同事業では、次の8つの取組みを2015年度以降に開始し、18年4月には全国の市区町村で取り組むことになっている。

①地域の医療・介護の資源の把握
②在宅医療・介護連携の課題の抽出と対応策の検討
③切れ目のない在宅医療と在宅介護の提供体制の構築推進
④医療・介護関係者の情報共有の支援
⑤在宅医療・介護連携に関する相談支援
⑥医療・介護関係者の研修
⑦地域住民への普及啓発
⑧在宅医療・介護連携に関する関係市区町村の連携

このうち③は、まさに地域包括ケアシステムが求めている在宅医療と介護が一体的に提供される体制の構築を目指したものである。

注目を集める「東海村プロジェクト」

多職種連携の〝成功モデル〟として全国から注目を集めているケアマネージャーと薬剤師間の連携シート活用事業「東海村プロジェクト」も茨城県の同事業の1つである。

「東海村プロジェクト」は、介護保険利用者の服薬管理や薬によるADL・QOLへの影響についてのアセスメントが必ずしも十分でないことや、多職種協働が十分に機能していないことを解消するためにスタートしたプロジェクトだ。職種間の連携には薬のアセスメントを行なう事前チェックシートが活用されている。シートには、「①服薬について」「②薬の管理と服用について」「③ADLなどに関する情報」という3つのチェック項目があり、その内容に沿って薬剤師からアドバイスやフィードバックを受けられる流れになっている。

東海村プロジェクト図

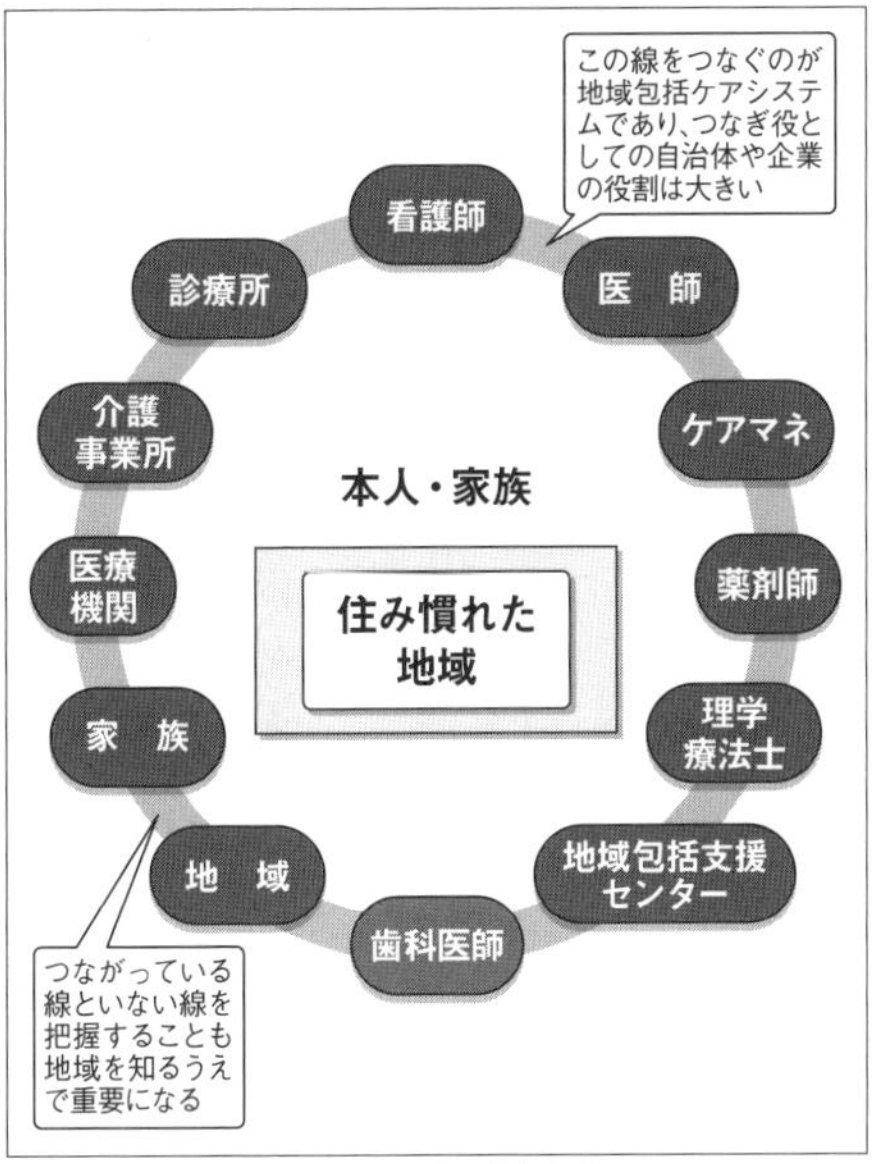
この線をつなぐのが地域包括ケアシステムであり、つなぎ役としての自治体や企業の役割は大きい
看護師
医　師
ケアマネ
薬剤師
理学療法士
地域包括支援センター
歯科医師
地　域
家　族
医療機関
介護事業所
診療所
本人・家族
住み慣れた地域
つながっている線といない線を把握することも地域を知るうえで重要になる

（出所）東海村プロジェクトを参考に著者作成

図のようなネットワークの中で、つながっていない線をつなげるのが地域包括ケアといえるが、東海村プロジェクトは、まだ、ケアマネージャーと薬剤師をつないだにすぎない。今後は、つながっていないところを、いかにつないでいくかが医療・介護連携の課題になるだろう。

患者満足

医療機関が生き残るためには“本当の”患者満足度を知る必要がある

Point

◉15年スタートの「医療機関アワード」では具体的な内容の“ホスピタリティ評価”を掲げている。
◉入院が短い急性期病院でも患者満足度をアップさせる必要あり。

14項目によるホスピタリティ評価

医療機関が患者満足度を調査する場合、

・当院を選択した理由
・アメニティ
・職員の態度
・説明のわかりやすさ
・クリンネス
・プライバシー保護
・診察待ち時間
・駐車場・案内表示のわかりやすさ

などを評価項目に設定している。結果として、6〜8割程度の患者が「満足」か「やや満足」を選択しているのが現状ではないだろうか。

ちなみに、2015年10月1日からエントリーがスタートした「医療機関アワード」（主催：一般社団法人 日本医療ホスピタリティ協会）では次ページ**表**のような14項目に基づいてホスピタリティ評価を行ない、全国、都道府県、市区郡単位等で各地域での優秀な医療機関・治療院を表彰することになっている。

連携先での満足度も計測する時代に

このような具体的な指標を設定することで、多くの医療者にホスピタリティの重要性を再認識してもらう意義は非常に大きいだろう。しかし、いわゆる一般的な「臨床指標」に比べると、ざっくり感が否めない。

たとえば、臨床指標を何年も前から公表している聖路加国際病院の糖尿病患者の血糖コントロール（HbA1c）の計算方法は、「分子：HbA1c（NGSP）＜6・5％：HbA1c（日本糖尿病学会）の最終値が6・1％未満の患者数。分母：糖尿病の薬物治療を施行されている患者数（過去1年間に該当治療薬が外来で合計90日以上処方されている患者）」

などと細かく分析されている。

ちなみに、同病院では患者満足度の指標に「意見箱投書中に占める感謝と苦情の割合」を設定している。

同病院のような急性期病院においては、患者は長く入院し続けることが難しいのが現状だ。そんななか、満足度をさらに深掘りするのであれば、急性期病院の連携先である医療機関・施設における満足度を紹介した急性期病院にリンクさせるべきだろう。本当の満足度を知るには、医療機関の中ではなく、〝外〟に目を向ける必要があると考えられる。

ホスピタリティ評価の14項目

- 医師の診察の対応（丁寧さ、テキパキ度合い等）
- 医師の診察に関する説明（聞き取りやすい、わかりやすい等）
- 予防指導、日常ケア・アフターケアの対応
- 医師の印象・優しさ、言葉遣い、心配り
- 医師・スタッフの身だしなみ（体臭、香水、服装などが不愉快でないか）
- 看護師・スタッフの対応
- 電話、受付、会計の対応
- 女性、乳幼児、高齢者等への配慮・心配り（男性もお答えください）
- 医院全体の清潔度
- 待合室・ロビーなどの快適度
- トイレ・洗面台などの快適度
- プライバシーへの配慮
- 待ち時間の負担・診察前の待ち時間・診察後の待ち時間
- 全体満足度

広告・広報

厳しくなった規制を守りつつ患者が本当にほしい情報を提供する

Point

◉タイアップ本やバイブル本、バナー広告等には規制が厳しくなった。
◉ホームページには患者の知りたい情報を掲載すべき。

抜け道に厳しくなった広告規制

医療機関の広告は、規制から緩和にシフトされつつある。

2007年4月からの第5次改正医療法の施行に際し、医療における広告規制については、従来の「個別列記方式」（病床数、従業員数等、1つひとつの事項を個別に列記）から「包括規定方式」（一定の性質を持った項目群ごとにまとめて、「○○に関する事項」と規定する）に改められることになった。これにより、提供している診療や治療内容がわかりやすい提示も広告可能になっている。

しかし、広告の範囲については厳しくなった。以下の①～③のいずれの要件も満たす場合は、広告に該当すると規定されている。

①患者の受診等を誘引する意図があること（誘因性）

②医業もしくは歯科医業を提供する者の氏名もしくは名称または病院もしくは診療所の名称が特定可能であること（特定性）

③一般人が認知できる状態にあること（認知性）

たとえば、治療法等を紹介する書籍や冊子等の形態をとっているが、特定（複数の場合も含む）の病院等の名称が記載されていいた

words 【タイアップ本、バイブル本】 タイアップ本は、出版社と著者が資金を出し合って製作する本のこと。バイブル本は、“奇跡の○○治療”などのタイトルを付け、著者と業者などが癒着している本のこと。

り、電話番号やホームページアドレスが記載されていることで、一般人が容易に病院等を特定できるような場合がある。こうしたことは法改正以前は広告とみなされなかったが、実質的に上記に掲げた①〜③の要件すべて満たす場合には、広告に該当する。いわゆるタイアップ本やバイブル本は、広告とみなされる。

一方、インターネット上のホームページについては、法改正後も引き続き原則として広告に該当しないことになったが、インターネット上の「バナー広告」や「検索結果」のスペースを買い取り（たとえば、「がん治療」を検索した際に、スポンサーリンクとして表示される）、意図的に表示されるような場合、前述の①〜③のいずれの要件も満たす場合には、広告として取り扱われる。つまり、インターネットについては規制が強化されたのである。

患者の知りたい情報を掲載する

医療機関のホームページは、見ばえや検索結果が上位に表示されることも重要だが、「患者が知りたい情報が書いてあるか？」ということのほうが重要である。

男性不妊治療専門の恵比寿つじクリニックのホームページでは、男性不妊とＥＤ（勃起不全）治療に関する「問診票」がダウンロードできる。さらに、検査や疾患情報、治療方針、よくあるＱ＆Ａのコーナーも設置されており、はじめての患者でも安心して受診できるように配慮されている。

すでに受診している患者には、院内紙やメールマガジンが有効だ。専門医や新しい治療機器の紹介、市民公開講座の案内、インフルエンザ等の感染症の流行度とその対策等について情報提供することで、患者のクチコミが家族や友人にまで届くことが期待される。

第 5 章

医薬品製造と流通のしくみ

世界の医薬品市場と日本の医薬品市場

パテント切れをものともせず世界市場はついに1兆ドル超

Point

- 世界の医薬品売上高は14年に1兆ドルを超え、18年までに1・3兆ドルの見込み。
- 日本市場は10兆円を超えたが、今後は横ばい。

世界市場は〝高薬価製品〟がけん引

グローバルな情報サービス企業であるトムソン・ロイターは2015年8月、世界の医薬品売上高が14年に1兆ドルを超え、18年までに1・3兆ドルに達する見込みであることを発表した。1ドル110円で計算すると、14年の医薬品市場は110兆円となる。

08〜15年の間にアメリカ市場でパテントが切れる医薬品の累計売上額が3000億ドルに及ぶ〝2010年問題〟に見舞われた医薬品業界だが、この危機を乗り切った。ついに1兆ドルを超え、今後も成長を見込めるという。その背景には、①新規分子化合物の多様化による上市数の増加、②抗がん剤の大きな比重、③開発見極めの早期化および低コスト化の3つがあるという。

同社によると、14年の上市の3分の1が抗がん剤を中心とする希少適応症を対象とするもので、65％以上ががん、C型肝炎ウイルス、HIV治療の専門薬だったという。

いずれの領域もこれまで医薬品市場をけん引してきた生活習慣病薬のような患者数をターゲットとしていないが、医薬品の単価は比較にならないほど高い。

ちなみに、ギリアド・サイエンシズの慢性

セグメント別の市場成長予測

• 薬剤費は十分コントロールされており、医薬品市場はおおむね横ばい（1兆円単位）※1、2

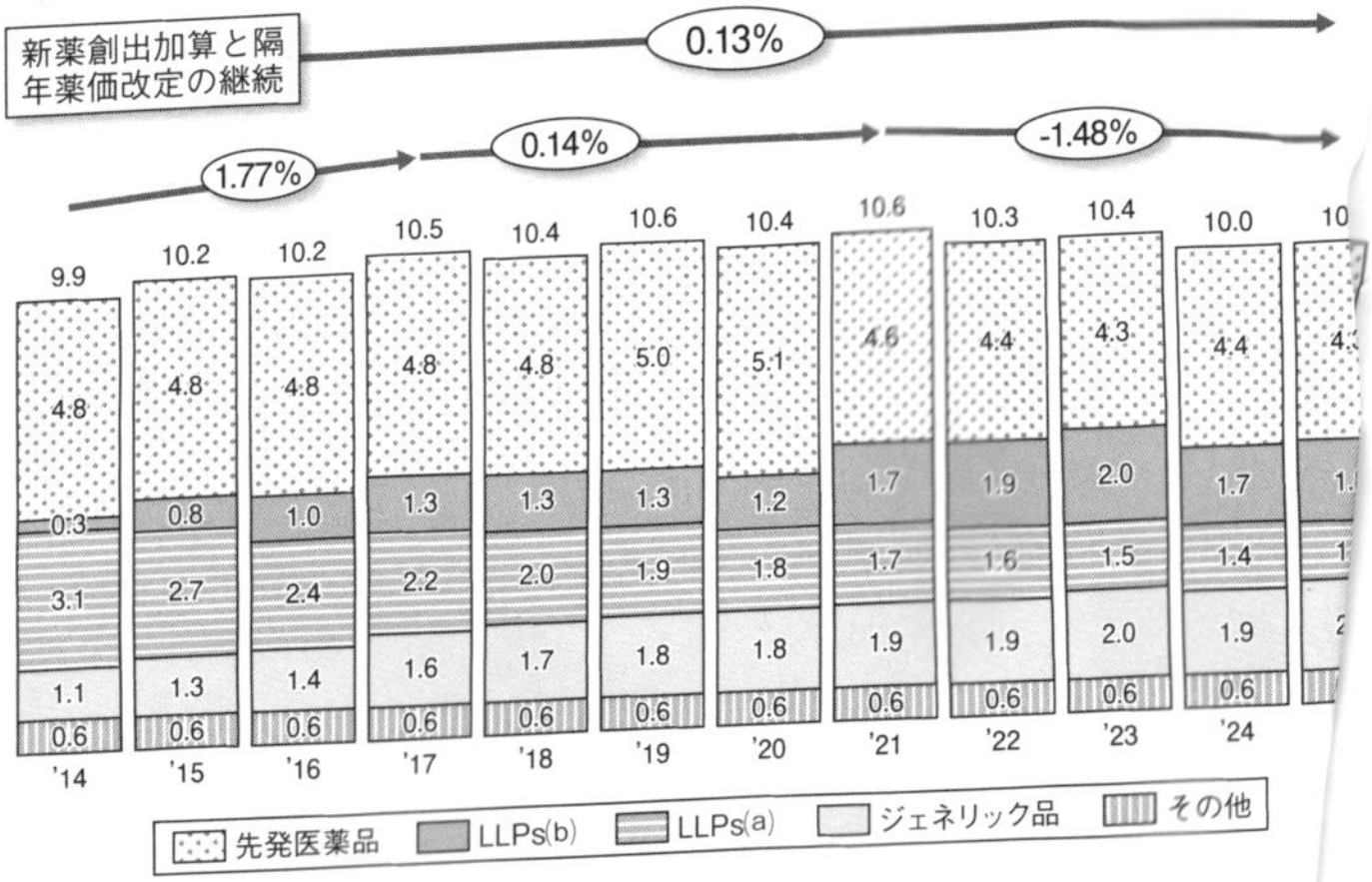

※1　LLPs(a)は、2013年までに初めて後発医薬品へ転換された長期収載品（LLPs）
　　LLPs(b)は、2013年以降に初めて後発医薬品が発売されたその他のLLPsを指す。
※2　売上高は、2014年1月1日現在の消費税率5％が全期間を通じて維持されるとい
　　のもとに算出された。消費税の影響を除外し、市場の実質的な成長を検討するため

（出所）EFPIA Japan

下げられた
6円と高価だ。

日本市場は10兆円超も横ばいに

欧州製薬団体連合会（ＥＦＰＩＡ）は15年4月、「薬価制度改革について長期的な視野に基づいたＥＦＰＩＡの見解」を発表した。その中で、14年度の日本の医薬品市場が10兆2000億円となり、そのうち後発医薬品が1兆2000億円を占めたことを明らかにした。

日本の市場も10兆円を超えたが、薬剤費の年平均成長率は、今後12年間でプラス0・13%にとどまり、19年には横ばいとなり、25年に向かって伸びが鈍化するという。逆に、後発医薬品市場は2兆円まで膨らむと予想している。

製薬会社と医薬品卸の協同マーケティングが不可欠

Point
- ◉多くの製薬会社は医薬品卸と協同マーケティングを実施している。
- ◉医薬品卸は割戻とアローアンスに頼らざるを得ない状況。

MSという〝プチMR〟機能

医薬品卸には営業パーソンとして「MS」(Marketing Specialist) という職種が存在する。MSは製薬会社のMRがカバーしきれない診療所や調剤薬局を中心に、医薬品情報の提供・収集活動を行なっている。

MSによるプロモーションコストは、MRのコストよりも安く、製薬会社は医薬品卸と〝協同マーケティング〟を画策することになる。とくに、多品目を扱ってい
しなければならす
業は、多品目を拡大する)
せ、売上を拡大する

方で長期収載品の売上も落とすわけにはいかない。よって、医薬品卸との協同マーケティングが不可欠だと考える製薬会社が多い。

ある製薬会社の幹部は、MSに宣伝を依頼した先と、依頼しなかった先では、明らかに売上に格差が出ると述べている。MSはまさに、〝プチMR〟という存在なのであろう。

医薬品卸の利益体

医薬品卸の利益体系は次ページ上図のようにな

っているため、MSは、複数の製薬会社から提示される仕切価（製薬会社が医薬品卸に販売する価格）、割戻（リベート）、アローアンスを比較検討して、各製薬企業の製品から重点品目を選択して営業活動を行なうことが多い。論理的には、製薬企業の仕切価よりも高い価格で得意先に販売するはずだが、実態は、仕切価よりも安く販売し、不足分は割戻やアローアンスに頼らざるを得ない状況だ。こうした実態を改善するよう、厚生労働省から長年指摘されている（114ページ参照）。

医薬品流通に詳しいコンサルタントの平田雄一郎氏によると、リベートとアローアンスは左**表**のように定義づけられるという。

医薬品卸の利益体系

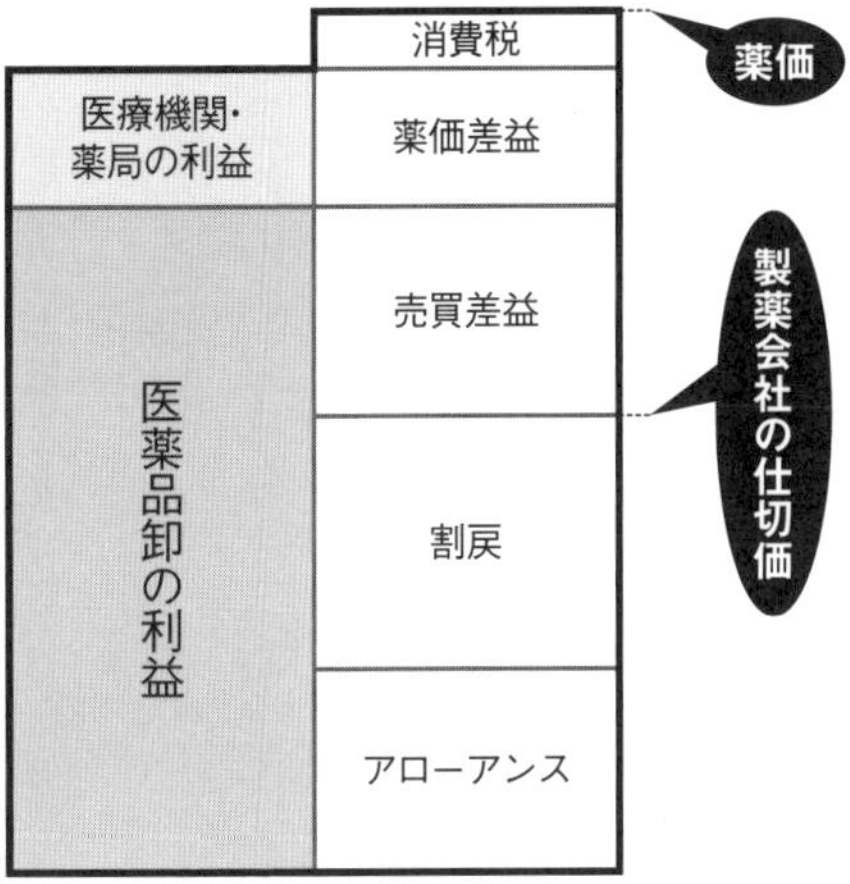

リベートとアローアンス

割戻（リベート）

定義…製薬企業から医薬品卸に支払われる、取引契約を原則として「流通機能の評価」に基づいて契約された支払金
種類…基本取引割戻、数量割戻、金融割戻、物流割戻、送品割戻　など
支払…売上修正（仕切価修正）、請求書発行時相殺、計算後入金　など
期間…月、四半期、半年　など

アローアンス

定義…製薬企業から医薬品卸に支払われる「販売促進活動」や「MSプロモーションの評価」に基づいて契約された支払金
種類…売上目標達成、軒数目標達成、MSプロモーション実行数（コール、同行、調査）　など
支払…請求書発行時相殺、計算後入金　など
期間…月、四半期、その他契約期間に応じて　など

（出所）平田雄一郎氏による

市場のシェア分析

バイオ医薬品と期待されるバイオシミラー

Point

◉高額なバイオ医薬品の「バイオ後続品」に対する期待は大きい。
◉日本では自己負担を軽減する制度が充実していることが、逆に普及の壁に。

世界市場で拡大確実・バイオシミラー

インスリン製剤に〝後発医薬品〟が存在しない理由については、「The New England Journal of Medicine」に論文が掲載されたり、SNSで取り上げられてきたが、日本イーライリリーは2015年8月3日、持効型溶解インスリンアナログ製剤「ランタス」のバイオシミラー（バイオ後続品）を発売した。

同社が発売したインスリン　グラルギンBSミリオペン®「リリー」の薬価は、先発品である「ランタス」よりも約3割安い薬価が設定されたことから、長期間インスリン製剤を使用する糖尿病患者の負担軽減が期待されている。

バイオシミラーは「新有効成分含有医薬品として承認されたバイオテクノロジー応用医薬品（先行バイオ医薬品）と同等・同質の品質、安全性および有効性を有する医薬品として、先行バイオ医薬品の特許期間あるいは再審査期間終了後、異なる製造販売業者により製造販売される医薬品である」（厚生労働省）と定義されているように、低分子の後発医薬品のような先発医薬品と「同一の製品」ではなく、「同等性・同質性が確認された製品」と位置づけられている。

調査会社のＧＢＩリサーチ社は、世界のバイオシミラー市場は15年末までに２００億ドルになり、20年には５５０億ドルに達するとの予想を出している。

日本でバイオシミラーが売れない理由

しかし、バイオシミラーは開発コストも高く、日本では売れる保証はまったくない〝ハイリスク・ローリターン〟であるため、大手の後発医薬品メーカーの中には、自社開発で市場参入することを断念している企業もある。

日本には、患者負担を軽減する制度があるため、バイオ医薬品からバイオシミラーに変更しても、患者側にメリットがほとんどない。

この高額療養費制度等が原因となり、主に関節リウマチの治療に用いられている「レミケード」のバイオシミラーが14年11月に日本化薬から発売されたものの、バイオシミラーが獲得したシェアは１％程度だと指摘されている。

今後、日本市場でバイオシミラーを浸透させるには、品目ごとの使用率目標を医療機関に設定するアウトカム評価を導入するなど、積極的なインセンティブ制度の導入を展開するしかないだろう。

バイオシミラーと後発医薬品の比較表

	バイオシミラー	後発医薬品
分子構造	巨大かつ複雑	小さく単純
有効性・安全性	先行品とほぼ同じ	先発品と同じ
治験（有効性・安全性を評価する試験）	必要	不要
開発費用・製造設備費用	高い（200億~300億円） ※先行品は1000億円	低い（１億円程度） ※先発品は300億~1000億円
先行品（先発品）との価格差	大きい	小～大
薬価基準に収載されている品目数（2015年６月末時点）	27〈５成分〉 ※うち1成分2品目は2015年８月から販売	9478

（出所）厚生労働省

医薬品流通の課題

大きな課題を抱え流通改善が遅れている医薬品流通

Point
◉3つの課題のうち、改善されたのは「未妥結・仮納入の改善」のみ。
◉「総価取引の是正」と「一次売差の改善」は引き続きの課題。

医薬品流通の3つの課題

医薬品流通には、3つの大きな課題がある。

1つめは、「未妥結・仮納入の改善」だ。これは、医薬品卸と医療機関・保険薬局との間で、医薬品の取引価格が決まらないまま長期（原則として6か月を超える期間）にわたって納入されている状況のことを指す。「そうは問屋が卸さない」という言葉があるが、価格が決まらないのに卸してしまっているのが現状だ。未妥結・仮納入が増えると、2年に1回実施している薬価調査で正確な数値を出せなくなることが、一番の問題点である。

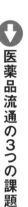

2つめが、「総価取引の是正」だ。総価取引とは、複数の品目が組み合わされている取引において、総価で交渉し総価で見合うよう個々の単価を卸の判断により設定する契約（単品総価契約）と、個々の薬価を一律値引きで設定する契約（全品総価契約）とがある。この総価取引は、個々の商品価値の評価が適切にできないことが指摘されている。

3つめが、「一次売差の改善」である。一次売差とは、販売価と製薬会社による仕切価の差である。この一次売差が長年マイナス傾向になり、このマイナスをリベート（二次売差）とアローアンス（三次売差）でカバーしているのが現状だ。

14年度の「未妥結減算」の副作用

2014年度の診療報酬改定では、1つ目の課題である「未妥結・仮納入の改善」を解消するための〝画期的〟な制度「未妥結減算制度」が導入された。同制度は、妥結率が50%以下の保険薬局および200床以上の病院にペナルティーを与えるというもので、改定後に妥結率の問題が大幅に解消された。

その代わり、価格妥結が優先されたために、2つ目の「総価取引の是正」の解決が遠くなり、単品単価取引が後退してしまうという〝副作用〟が発生してしまった。

3つ目の「一次売差の改善」もまったく進展がない。その理由は、マージン率が低い新薬創出加算品と管理コストが大きい後発医薬品のシェアが拡大する一方、長期収載品のシェアが低下したことが大きい。

妥結率だけが改善して、ほかの2つが低迷するという〝1勝2敗〟状態の医薬品卸側は、単品単価取引に対する評価（割戻し等）のあり方や、医薬品ごとに流通コストが賄える適正な利益が確保できるようなしくみの構築を求めている。

市場構造の変化

（単位：%）

カテゴリー	2014年度		2015年度上期	
	売上シェア	売上高伸び率	売上シェア	売上高伸び率
新薬創出加算品	35.1	＋13	35.0	—
特許品・その他	27.0	▲12	29.1	—
長期収載品	29.1	▲12	26.6	—
後発医薬品	8.8	＋10	9.3	—
医療用医薬品計	100.0	▲2.6	100.0	—

※日本医薬品卸売業連合会加盟主要卸５社加重平均値
（出所）厚生労働省

数量シェア80%を目指す後発医薬品《ジェネリック》

Point

●国が推進している後発医薬品の普及に対し、アレルギー反応を示す医療関係者が少なくない。

●厚生労働省は後発医薬品の承認を品目ごとに限定すべき。

数量シェア目標80%に引き上げ

２０１４年度の診療報酬改定では、ＤＰＣ病院を対象とした「後発医薬品指数」という評価が導入された。この指数は、入院医療で用いられる薬剤の後発医薬品の数量シェア（後発医薬品のある先発医薬品および後発医薬品を分母とした後発医薬品の数量シェア）により評価したもので、14年度時は60%を評価の上限とした。

先発医薬品を後発医薬品に切り替えるだけで数千万円、数億円の利益が生まれるということで、多くのＤＰＣ病院が同指数の獲得を目指したため、いっきに後発医薬品市場が拡大した。その煽りを受けて長期収載品（後発医薬品のある先発医薬品）を多く抱える製薬企業は減収減益を余儀なくされた。

さらに政府は、14年改定翌年の15年6月の閣議決定において、従来は18年3月末までに60%以上としていた後発医薬品の数量シェア目標を、17年央までに70%以上とするとともに、18年度から20年度末までの間のなるべく早い時期に80%以上とする新たな数量シェア目標を設定した。

政府の意向を受けて16年度の診療報酬改定では、前述の後発医薬品指数の評価上限を70

後発医薬品の国内シェアの年次別推移

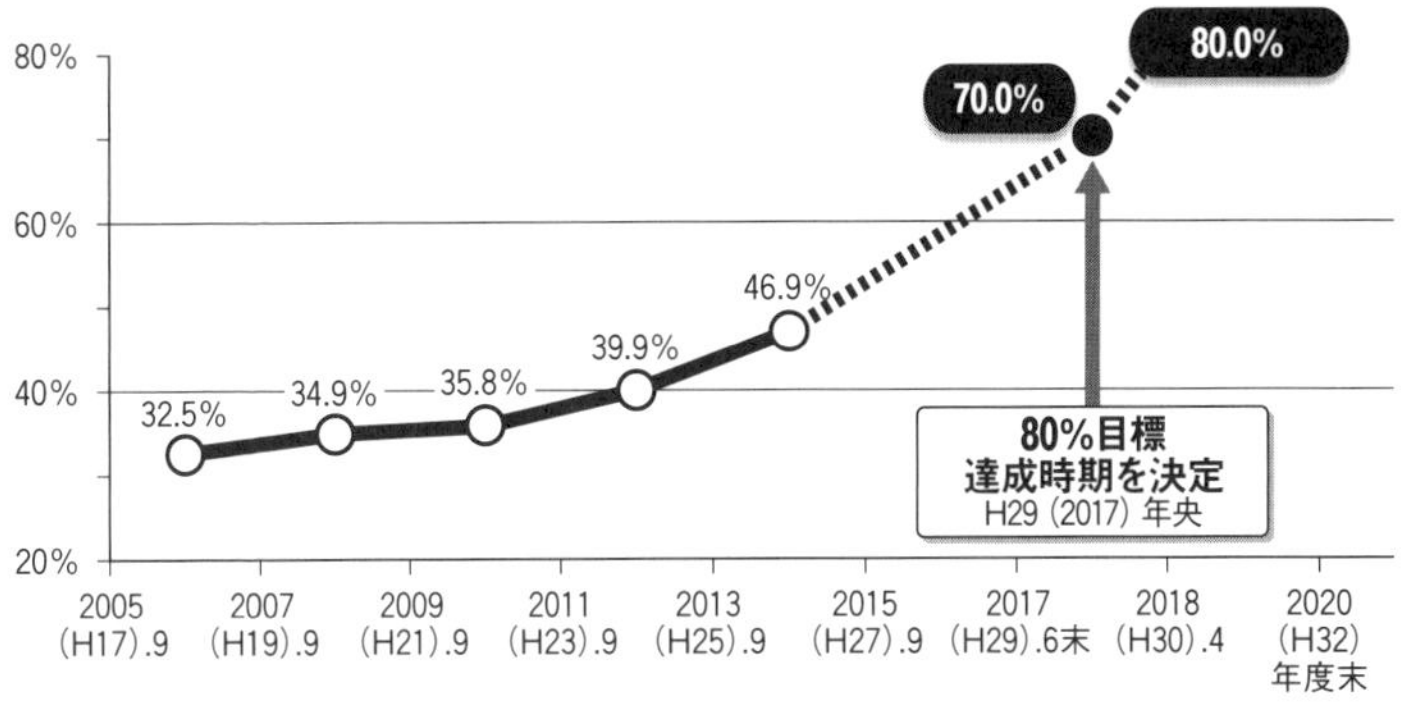

（注）数量シェアとは、「後発医薬品のある先発医薬品」及び「後発医薬品」を分母とした「後発医薬品」の数量シェアをいう
（出所）厚生労働省

%に引き上げたことに加え、「院内処方を行なう診療所における後発医薬品使用体制に関する評価の新設」「病院、薬局の後発医薬品使用体制に関する評価の基準引き上げ」「すべての医薬品を一般名で処方した場合の評価の新設」などが実施された。

目標達成に不可欠な〝感情〟の問題

数量シェア70％以上という数値は、「すべての長期収載品を後発医薬品に切り替えるくらいの気持ちでないと達成できない数値」（病院薬剤師）であるため、入院医療における後発医薬品シェアは順調に推移しそうだ。

問題は、外来医療だろう。患者向けの調査では、先発医薬品から後発医薬品に変更したきっかけについて、7割が「薬剤師からの説明」と答えている。「医師からの説明」が10%に満たないことからも、薬局薬剤師がキーマンであることがわかる。しかし、薬局は後発医薬品を積極的に調剤していない理由について、「後発医薬品の品質等に疑問がある」をあげている。物理的な在庫の問題がクリアできたとしても、品質等への疑問は〝感情的〟な部分も含めて、まだまだ医師を含めてクリアしなければならない課題は多そうだ。

医薬品の研究開発

長期で費用も高騰している医薬品開発。〝多産多死〟のドラマの行く末は？

Point

- ◉新薬を生み出すのは、星をつかむようなもの。近年は研究開発費も高騰している。
- ◉メガファーマでも選択と集中をしなければ沈没する。

星をつかむような確率

2万分の1。新薬の開発は大きな夢への挑戦です——、日本製薬工業協会がホームページ上でキャンペーンを実施している。

最近では一般紙に「治験」広告を出す企業が増えたため、一般の人でも「治験」という言葉を目にする機会が増えたが、治験は「臨床試験」と呼ばれる第一相（フェーズⅠ）から第三相（フェーズⅢ）までのことを指す。

新薬が生まれるまでの最初のステップは、候補物質を発見したり、化学的につくり出す「基礎研究」である。

次に、動物や培養細胞を用いて、有効性・安全性を研究する「非臨床試験」に進む。さらに「臨床試験」に進めるのは、次㌻図のように74万2465化合物のうち、わずか0・0093％だ。

この治験にたどりつくまでに、数え切れないほどの〝多産多死〟のドラマが存在する。図に示しているように、新薬の研究開発期間は10〜20年と長く、近年は研究開発費が1品目800億〜1300億円と高騰している（約60％が臨床試験費）。そして、成功確率は0・0034％（2万9140分の1）と低い。

医薬品の開発プロセス

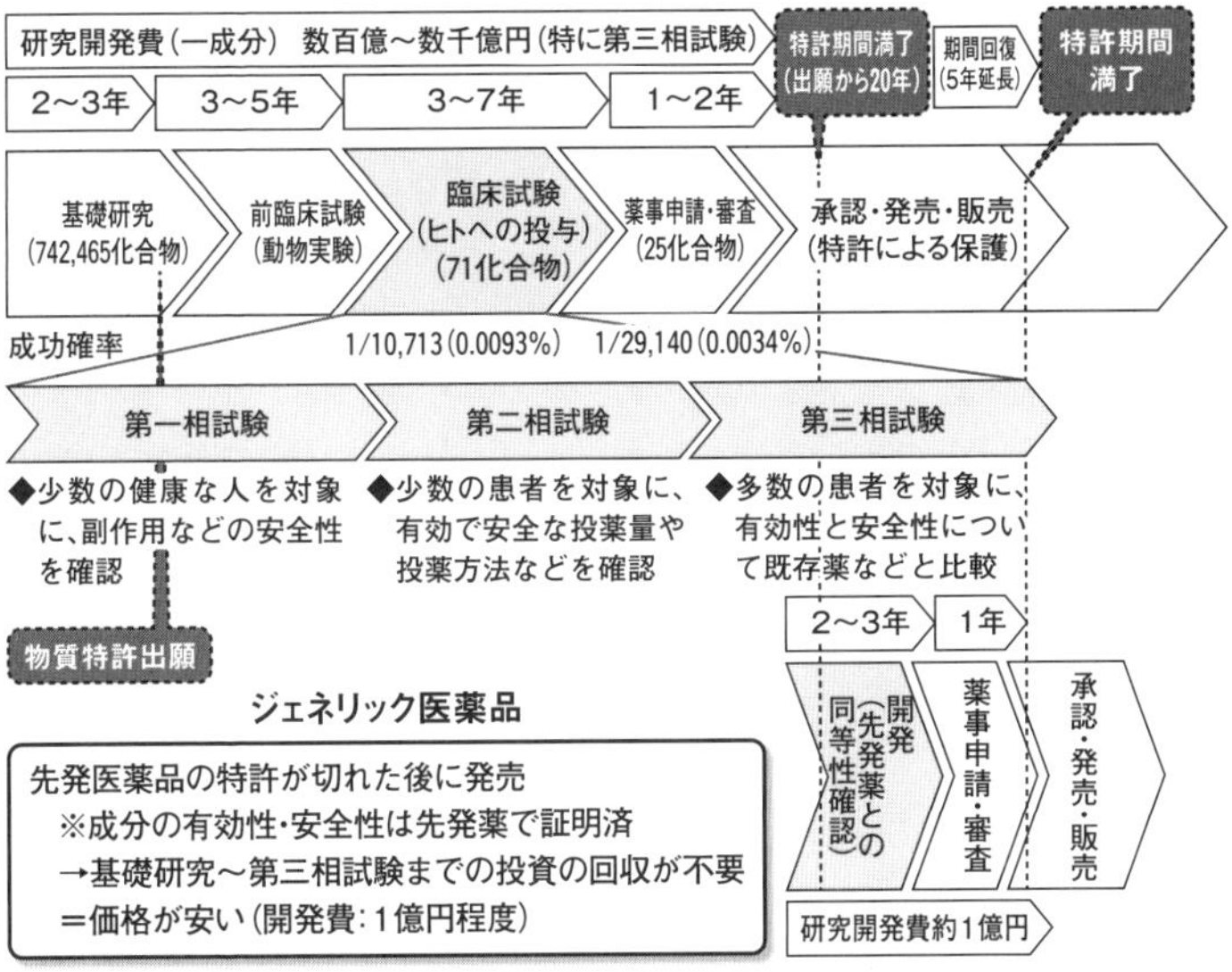

※化合物数・成功確率は2009～13年度累計
（出所）「医薬品産業強化総合戦略～グローバル展開を見据えた創薬～」（2015年）厚生労働省

米国研究製薬工業協会・在日執行委員会の関口康委員長（当時）は、２００９年６月３日に開催された中医協薬価専門部会の中で、「最近のR＆D環境は劇的に変化し、新薬開発のリスク、開発期間、コストが急増し、また実質的な特許保護期間が短くなっている」と発言した。

また関口氏は「製薬企業は、新薬開発の困難さが増すなか、研究開発における選択と集中に全力をあげている」として、開発対象の疾患領域数を半分にしぼり込んだ企業や、がん、リウマチなど治療満足度の低い疾患領域に研究開発をしぼり込んだ企業が増えていることを明らかにした。

今後は、メガファーマ（世界的に通用する医薬品を数多く有する新薬開発企業）であっても、研究開発における選択と集中をしなければ、存続を危ぶまれる時代になったようだ。

すべてのエリアでいかに薬物療法をサポートするかが勝負の分かれ目

Point

◉地域包括ケアが推進されるなか、服薬アドヒアランスの低下が懸念される。
◉患者にいかに服用させるかが今後のマーケティング課題。

エーザイの「医薬品アクセス推進部」

エーザイ・ジャパンは地域包括医療体制の充実に向けた医療・介護・在宅医療の急速な環境変化に対応するため、2015年8月1日付で「統合マーケティング本部」を新設した。同本部は、新設する製品政策部および医薬品アクセス推進部、ならびに流通統括部、戦略企画部の4部体制となっている。

医薬品アクセス推進部について同社は、「地域包括医療が推進されるなか、急性期医療機関から介護老人保健施設、在宅医療に至るまで、空白が生じることなく、患者様が医薬品にアクセス可能な環境を実現すべく、医薬品アクセス推進部を新設する」と述べている。

同社は以前から、「認知症を地域で支えるまちづくり連携協定」を多くの自治体と締結しており、医療機関や薬局などとのつながりを生かし、区福祉保健センターや地域包括支援センターと連携し、医療関係者と介護関係者のネットワーク作りを支援してきた。今回の医薬品アクセス推進部の新設も、〝自治体マーケティング〟やエリア・マーケティングの一環だろうが、病床再編（64ページ参照）と地域包括ケア（62ページ参照）が進むと、服薬アドヒアランス（患者がしっかりと病気を理解して指示どおりに服薬すること）が悪化するリスクがあるため、「いかに服用させるか」が今後の医薬品マーケティングの課題になる。これをエーザイは敏感に察知したのだろう。

患者の場所が変わると服薬管理状況も変わる

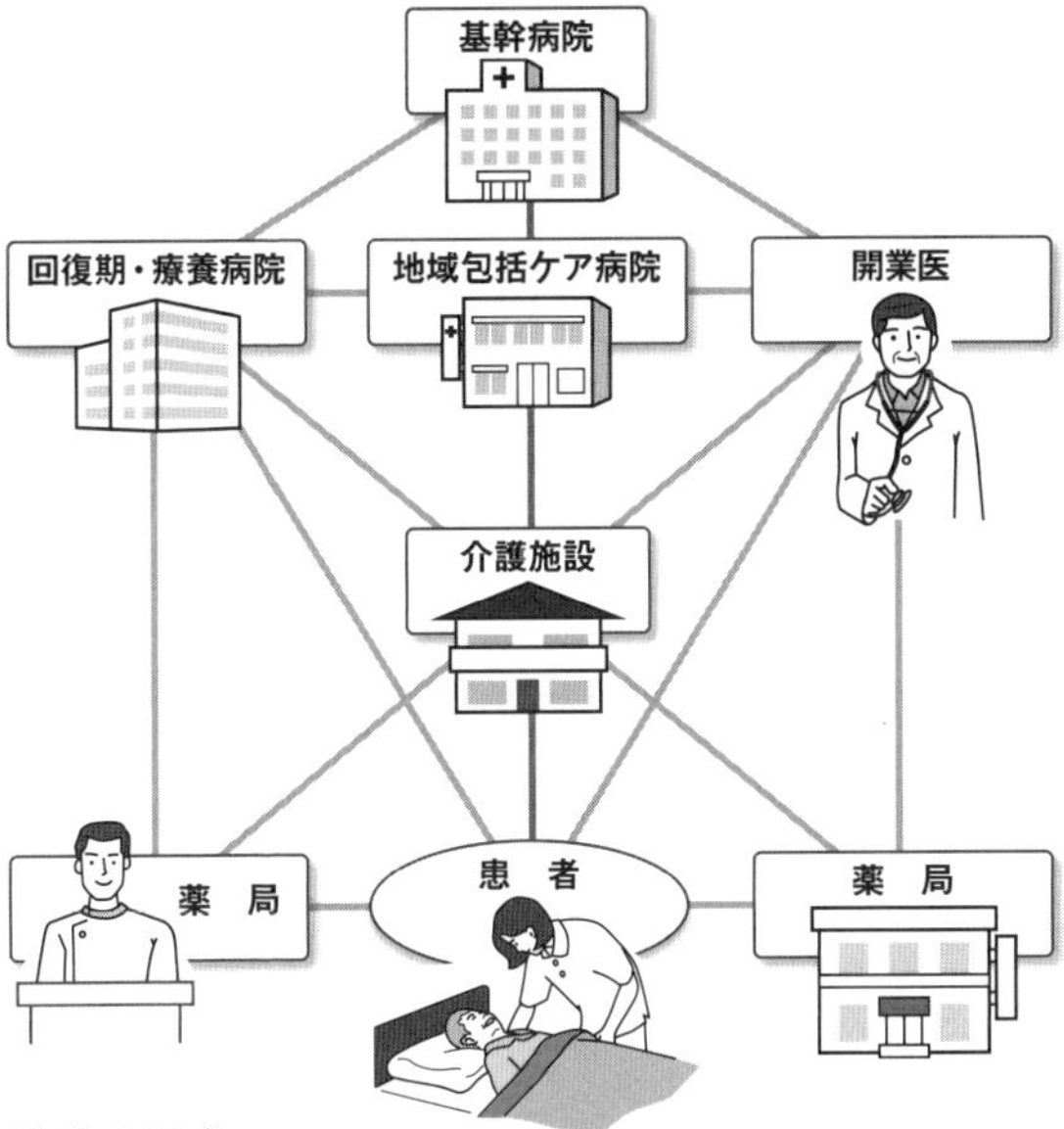

（出所）筆者作成

「いかに飲ませるか」がポイントに

図のように、急性期の地域の基幹病院には、薬剤師をはじめとした職員が豊富なため、しっかりと服薬管理・指導を行なうことができる。しかし、下の施設に行くほど、薬剤師の配置は少なくなり、服薬アドヒアランスが悪化する恐れがある。この課題を製薬企業が無視していると、医師が処方した自社製品が服薬されずに残薬となり、結果として売上の減少につながる。これを避けるための医薬品アクセス推進部なのだ。

同社はほかにも、薬局で認知症が疑われる患者を見つけてもらい、その患者を医師会等を通じて専門医に受診させる連携ネットワークの構築にも力を注いでいる。患者が早期に受診すれば、患者本人にとってもメリットがあるが、同社の認知症薬も売上が増加することになる。

4大医薬品卸といえども うかうかしていられない経営環境に

Point

- ◉利益貢献の大きい薬局経営の先行きが不透明に。
- ◉事業範囲を予防や健康、海外にまで拡大することで成長を目指す。

4大卸の中期経営計画

医薬品卸は、**メディパル・ホールディングス**、**アルフレッサホールディングス**、**スズケン**、**東邦ホールディングス**の4社が約10兆円の医療用医薬品市場で鎬《しのぎ》を削っている。しかし、物的流通機能と価格設定機能は各社とも極限まで努力をするため、いずれは一定のレベルに収斂されるだろう。顧客から選ばれるためには、物的流通機能と価格設定機能だけに努力しても生き残れない。

各社とも、利益貢献が大きい調剤薬局事業を展開してきたが、2016年度調剤報酬改定以降は、薬局経営にとって厳しい改定内容になることが確実視されるため、逆に〝お荷物〟に転落する可能性も否定できない。

各社の中期経営計画を確認してみると、これまでの事業範囲を拡大して、成長を目指していることがわかる。

メディパルは、MR資格を取得したMSをAR（Assist Representatives）と位置づけて営業機能の強化を図っている。

1800人というAR数は、CSO（194ページ参照）会社が羨むほどの規模であり、同社はARをPMS（データ回収や症例登録などの製造販売後調査）およびプロモーション案件の獲得のキーマンとしたいようだ。

予防や健康にまで事業範囲を拡大

　アルフレッサは、卸売事業と製造事業をコアとして事業領域とエリアの拡大を図り、健康・医療に関するあらゆる商品・サービスを提供できる「ヘルスケアコンソーシアム」を目指すと宣言している。

ARがビジネスの新たな道を拓く

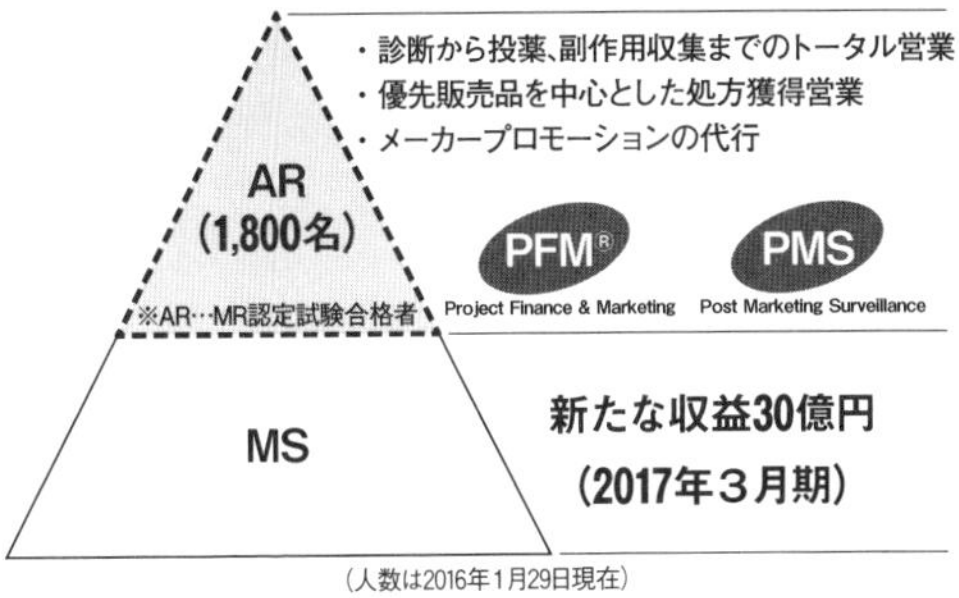

（出所）メディパル・ホールディングス

　スズケンは、医薬品卸売事業、医薬品製造事業、保険薬局事業、介護事業など複数の事業を持つ強みを生かし、日本に加えアジアにおけるオンリー・ワンのビジネスモデル確立を目指すという。

　業務効率化と顧客サービスを豊富に持ち、4社の中で最も顧客支援に力を入れているように見える東邦は、「医療用医薬品に加えて検査用試薬・医療機器・医療材料・OTC・健康食品など医療や健康に関連するすべての商品を幅広く取り扱い、地域医療連携や在宅・介護分野への貢献を通じて、予防や健康作りによる健康寿命の延伸をトータルにサポートできる企業集団を目指す」とし、地域医療連携に取り組んでいく考えだ。

　各社ともに、医薬品卸売業や調剤薬局事業を中心とした従来のビジネスモデルでは、存続し続けることはできないと認識しているようだ。今後は、「健康」や「海外」にも事業を拡大していくことになるだろう。

在宅を拡大する調剤薬局は新たな競争の時代へ

Point

◉調剤報酬は「調剤技術料」は評価が下がり、「薬学管理料」の評価が上がった。
◉地域医療構想のもと、在宅の患者を獲得することがポイントに。

在宅の現場に介入して薬を減らす

厚生労働省が2015年10月に発表した『「患者のための薬局ビジョン」～「門前」から「かかりつけ」そして「地域」へ～』には、〝対物業務から対人業務へ〟というキャッチコピーがつけられた。これまでは「薬中心の業務」を評価してきたが、これからは、「処方内容チェック（重複投薬、飲み合わせ）」「医師への疑義照会」「丁寧な服薬指導」「在宅訪問での薬学管理」「副作用・服薬状況のフィードバック」「処方提案」「残薬解消」といった「患者中心の業務」を評価していく考えが示された。

調剤報酬でいえば、「調剤技術料」は16年度以降の改定で評価を引き下げていく一方、「薬学管理料」、とくに在宅医療に関連する項目は、評価を高めていくということだ。

16年度の診療報酬改定を議論していた中医協のなかで、薬剤師にとって追い風となるデータが示された。介護付き有料老人ホームの利用者60人を対象に薬剤師が介入したところ、平均6・4剤の服用薬剤数が4か月後に4・0剤に減少し、月間薬剤費が26万3860円（60人分）も削減されたという報告等が行なわれたのだ。この6剤から4剤という削

words 【**調剤技術料**】 調剤報酬点数表の項目で、調剤基本料、調剤料、調剤料の各種加算から構成されている。

在宅業務における処方内容の疑義照会

	外来	在宅
患者に対する指導（薬学管理料）	薬剤服用歴管理指導料	在宅患者訪問薬剤管理指導料
処方内容の疑義照会に伴う評価	重複投薬・相互作用等防止加算	なし

〈重複投薬・相互作用等防止加算〉
薬剤服用歴に基づき、重複投薬、相互作用の防止等の目的で、処方せんを交付した保険医に対して照会を行ない、処方に変更が行なわれた場合に30点
※現在は算定できない同一保険医療機関の同一診療科からの処方せんによる場合も算定できる旨を通知において明確に
※薬剤服用歴管理指導料を算定していない場合は算定できない

↓

ここに「在宅患者重複投薬・相互作用等防止管理料」を新設

（出所）厚生労働省の資料をもとに作成

減については、16年度の診療報酬改定で〝減薬〟を評価するために新設された「薬剤総合評価調整加算」（6種類以上から2種類以上減ったら退院時に2500円）と、外来と在宅の場を対象とした「薬剤総合評価調整管理料」（6種類以上から2種類以上減るごとに月に2500円）にも影響を与えたと思われる。

ポリファーマシー改善対策改定

16年度の改定は、〝ポリファーマシー改善対策改定〟という印象だ。医薬品の適正使用につながる「処方提案（重複投薬・相互作用等防止加算300円、服薬情報等提供料200円）」や「残薬解消」への積極的な関わりを求めるために、関連する項目の評価を高めた。「在宅患者重複投薬・相互作用等防止管理料」も新設された。

さらに地域医療構想では、病床を再編（削減）すると同時に在宅医療の受け皿を増やすことが示された。これは、薬局が外来患者だけを対象にしていては、経営的に厳しくなることを意味する。また、がん医療の多くが、在宅医療にシフトするようになるため、薬剤師の介入が不可欠になってくる。在宅医療に移行した患者を獲得することが、薬局経営の重要なポイントになってくるだろう。

調剤薬局チェーン

中小チェーンをのみ込み拡大化する大手チェーンのプロフィール

Point
◉大手調剤薬局チェーンによる中小チェーンの合併が進んだ。
◉流通業界のなかで業態を越えて資本・業務提携が起きている。

業界トップのアインホールディングス

市場拡大が続くなか、大手の調剤薬局チェーンが自社の店舗増大と中小チェーンの買収で業容を伸ばしている。

業界トップ企業**アインホールディングス**は、1969年に第一臨床検査センターとして札幌に設立された。80年にドラッグストア事業に進出し、89年に調剤薬局第1号店を出店、94年に店頭公開する。08年には首都圏に大規模調剤店を展開していたグループ企業アインメディカルシステムズを完全子会社にした。調剤薬局を全国に754店舗で展開し、14年の調剤部門売上高は1690億円に上る。

業界2位日本調剤

業界第2位の**日本調剤**もアインホールディングスと同じく札幌で80年にスタート。86年に関東初の店舗を茨城県に出店し、95年には本社を東京に移転した。04年には東証2部上場を果たす。14年の売上高は調剤部門が1570億円、店舗数は511店舗となっている。

上位2社に次ぐのがクオールと総合メディカルである。

クオールは92年に設立され、首都圏を中心に展開。近年、積極的にM&Aを重ねる。ま

大手調剤薬局の企業プロフィール（公開企業）

社　名	本社（所在地）	設立（年月）	売上高（百万円）	従業員（人）	店舗数	株式公開
アインホールディングス	札幌市	69.8	169,063 [187,904] (15.4)	3,595 [4,429]	754	東証 (94.3)
日本調剤	中央区	80.3	157,999 [181,844] (15.3)	2,405 [3,283]	511	東証 (04.9)
クオール	新宿区	92.1	103,259 [114,363] (15.3)	2,487 [3,651]	538	東証 (06.4)
総合メディカル	福岡市	78.6	98,542 [107,945] (15.3)	非公表 [2,951]	538	東証 (00.8)
メディカルシステムネットワーク	札幌市	99.9	71,743 [75,548] (15.3)	1,917 [2,174]	345	東証 (02.3)
アイセイ薬局	千代田区	97.11	55,210 (15.3)	1,847	303	
ファーマライズホールディングス	中野区	84.6	39,506 (15.5)	1,045	227	東証 (07.2)
スギホールディングス	安城市	82.3	383,644 (15.2)	4,144	947	東証 (00.6)

※１）総合メディカルは医療機関向けリース・レンタル等を展開。メディカルシステムネットワークは医療用医薬品の価格情報仲介からスタート。スギ薬局は各店に調剤薬局を併設するドラッグストア
※２）アイセイ薬局は16年５月上場廃止
※３）売上、従業員は各社調剤部門の数字。［　］内が全社
（出所）各社の有価証券報告書をもとに作成

た、コンビニエンスストア併設型調剤薬局をはじめ異業種との共同出店を強化して規模を拡大、14年度の調剤売上高は１０３０億円となる。

総合メディカルは78年福岡市で起業。入院患者向けテレビ・レンタル事業で拡大してきた。調剤薬局事業への参入は88年だが、14年度の売上高では調剤部門が１０００億円間近に迫り、主業となる。

このほか、中京圏を地盤とする**スギ薬局**は、自社のドラッグストアの中に調剤部門を併設するという業態を特色としている。

なお、クラフトが業界第3位の規模と推測されるが非公開で未詳。さらに近年医薬品卸大手の東邦ホールディングス、スズケンが調剤薬局事業に参入。15年3月期に各々９２０億円、８８０億円の売上をあげた。

第 6 章

多種・多様な医療機器メーカー

輸入品の伸びで拡大する医療機器市場

Point

◉医療機器は国内出荷額2兆5000億円を超す大きな市場に成長している。
◉近年の市場拡大の主役は、米国をはじめとする輸入品の増加。

市場は拡大し伸び率も高い

医療機器、医療用具はすべて医薬品医療機器等法（薬機法）の対象である。以前は「医療用具」とされていたが、2005年の法改正で、いずれも「医療機器」と統一された。同時に業態区分も製造販売業、製造業、販売業または賃貸業、修理業に改正された。

医療機器の市場は拡大しており、「薬事工業生産動態統計年報」（厚生労働省）をみると、国内出荷額は85年の9500億円から、13年には2兆6700億円と、2・8倍の伸びを示している。

市場拡大の牽引役は輸入品

また、85年～14年の国内生産額の増加は約2倍だが、これに対し、輸入は6・9倍となっている。90年までは医療機器の輸出が輸入を上回っていたが、91年以降は逆転し、輸入が輸出を上回っている。14年の輸入は、輸出の2・4倍。すなわち、市場拡大を牽引してきたのは輸入品だ。

輸入先として圧倒的に多いのはカテーテル、人工関節等に強い米国で、13年で44・7％のシェアを占める。次いで、コンタクトレンズの輸入が近年増加しているアイルランドが11・6%、ドイツ8・7%となる。

また、アジアからの輸入も増えており、中国7・5%と続く。

一方、輸出先は、第1位が米国の17・8%で、内訳をみると画像診断システムが多い。次いでドイツ12・9%、中国12・0%、オランダ6・1%となっている。

医療機器の国内出荷額と生産額の推移

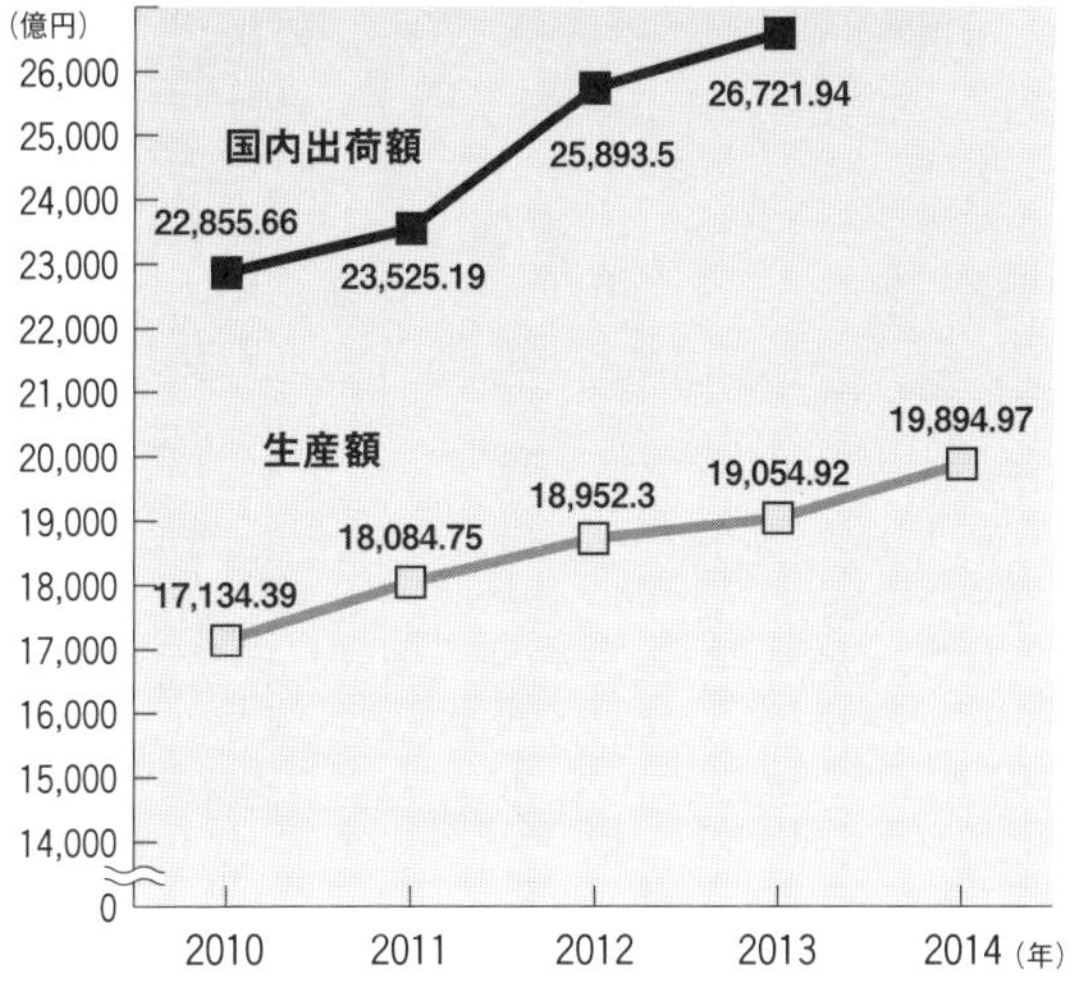

(出所)「薬事工業生産動態統計年報」厚生労働省

法改正(05年)による業態区分と許可基準等

業態	許可基準
①製造販売業	・GQP (Good Quality Practice) 品質管理の方法が厚生労働省令で定める基準に適合している ・GVP (Good Vigilance Practice) 製造販売安全管理の方法が厚生労働省令で定める基準に適合している ・GPSP (Good Post-Marketing Surveillance Practice) 製造販売後の調査および試験の実施基準が厚生労働省令で定める基準に適合している
②製造業	・QMS (Quality Management System) 製造所での製品管理、品質管理が厚生労働省令で定める基準に適合している
③販売業 または 賃貸業	区分 / 許可・届出等 高度管理医療機器 / 都道府県知事許可 特定保守管理医療機器 / 都道府県知事許可 管理医療機器 / 都道府県知事届出 一般医療機器 / 許可・届出ともに不要
④修理業	厚生労働大臣許可

(出所)厚生労働省

医療機器の分類

多種多様な医療機器は用途やリスクで分類される

Point

◉医療機器は最先端のPETやMRIから、身近なコンタクトレンズまで多種多様。
◉安全対策上はリスクに応じて4分類される。

医療機器は大別すると4分野に

医療機器は製品の大きさや形から用途、価格に至るまで多種多様である。PET、MRI、ヘリカルCTといった最新技術を駆使した高額な医療機器から、注射器、手術用手袋、コンタクトレンズといった安価なものまで幅広い。

国内に出回る医療機器は17万1000品目にのぼる。国内出荷額は約2兆6000億円の規模だが、これを単純に品目数で割ると、一製品の市場は約1500万円にしか過ぎない。

医療機器を用途でみると、①診断機器、②治療機器、③生体機能補助・代行機器、④その他、の4つに大別される。

①診断機器

診断用X線機器、超音波画像診断機器、CTのような「画像診断システム」、心電計、脳波計、内視鏡のような「生体現象計測・監視システム」、そして、血液検査機器や遺伝子検査装置のような「医用検体検査機器」が含まれる。

②治療機器

採血・輸血用器具、PTCAカテーテルといった「処置用機器」、レーザー治療器、結

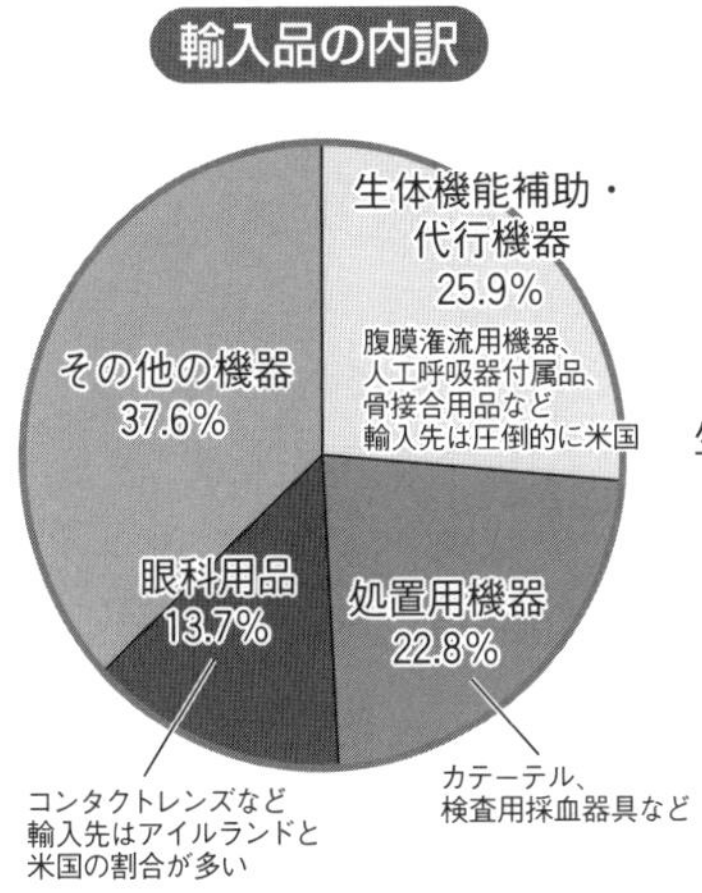

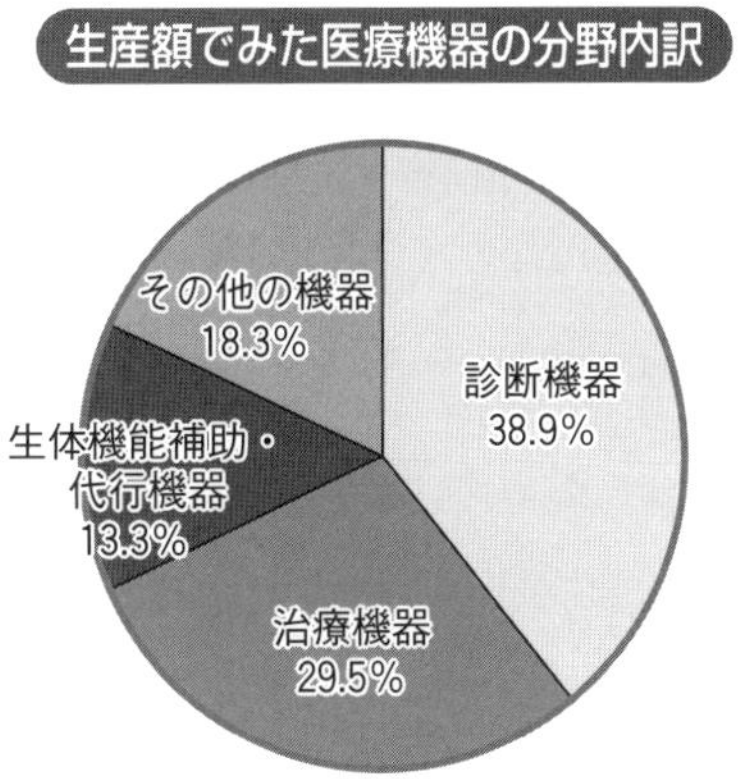

※）生産額で診断機器の割合が多いのは、画像診断システムに高額な機器が多いため
（出所）「薬事工業生産動態統計年報2014年」厚生労働省

石破砕装置、ガンマナイフのような「治療用および手術用機器」、さらにメス、鉗子《かんし》といった手術の際に使用される「鋼製器具」が含まれる。

③生体機能補助・代行機器

ダイアライザー（透析器）、心臓ペースメーカー、人工骨など。

④その他

眼科用品、歯科用機器・材料、衛生材料、家庭用医療機器など、さまざまな製品。

医療機器のリスクによる4分類

医療機器はリスクに応じて安全対策をとるべく、クラスⅣからクラスⅠまでの4つに分けられる。いずれの機器も厚生労働大臣が薬事・食品衛生審議会の意見を聞いて指定する。

①高度管理医療機器（クラスⅣ、クラスⅢ）

・クラスⅣ…患者への侵襲性が高く、不具合が生じた場合、生命の危険が直

医療機器の大分類と代表例

（単位：百万円）

	分　類	代表例	生産金額
1	処置用機器	注射筒、チューブ・カテーテル類、採血・輸血用器具	522,497
2	画像診断システム	診断用Ｘ線装置、ＣＴ、ＭＲＩ、ＲＩ骨密度測定装置	290,456
3	生体機能補助・代行機器	透析器、心臓ペースメーカー、人工関節、眼内レンズ	265,450
4	生体現象計測・監視システム	体温計、血圧計、集中監視装置、医用内視鏡	260,616
5	医用検体検査機器	臨床化学検査機器、血液検査機器	169,450
6	歯科材料	歯科用金属、歯冠材料、歯科用接着剤	127,813
7	家庭用医療機器	家庭用マッサージ器、家庭用磁気治療器、補聴器	88,147
8	画像診断用Ｘ線関連装置および用具	Ｘ線フィルム、造影材注入装置、防護用品・用具	53,507
9	眼科用品および関連製品	視力補正用眼鏡レンズ、ソフト・ハードコンタクトレンズ	52,288
10	歯科用機器	歯科診療室用機器、歯列矯正用器材、歯科用ユニット	52,272
11	治療用または手術用機器	低周波治療器、レーザー手術装置、温熱療法用機器	46,432
12	施設用機器	手術台、滅菌器、消毒器、医療用照明器	34,265
13	鋼製器具	骨接合用・手術用器械器具、鉗子、メス	18,705
14	衛生材料および衛生用品	手術用手袋、医用不織布ガーゼ	7,600
		計	1,989,497

注）2・4・5・8は診断機器、1・11・13は治療機器、3は生体機能補助・代行機器、6・7・9・10・12・14はその他
（出所）「薬事工業生産動態統計年報2014年」厚生労働省、日本医療機器産業連合会ホームページ

結する恐れがあるもの（ペースメーカー、人工心臓弁など）。

・クラスⅢ…不具合が生じた場合、人体へのリスクが比較的高いと考えられるもの（透析器、人工呼吸器など）。

②管理医療機器（クラスⅡ）

不具合が生じた場合でも、人体へのリスクが比較的低いと考えられるもの（ＭＲＩ装置、電子内視鏡など）。

③一般管理医療機器（クラスⅠ）

不具合が生じた場合でも、人体へのリスクが極めて低いと考えられるもの（メス、Ｘ線フィルム等）。

なお、高度管理医療機器は原則、厚生労働大臣の承認が必要である。管理医療機器は、あらかじめ登録を受けた民間の第三者認証機関が基準への適合性を認証し、大臣の承認は不要。また、一般医療機器は届出制である。

商品コードの標準化

トレーサビリティの確保にも重要な商品コード標準化

Point

◉品目数が多く、取引の効率化には商品コードの標準化が必須。
◉標準化は、トレーサビリティの確保、さらには医療事故対策にも寄与する。

医療機器の流通経路は複雑

医療機器の市場規模は2兆6000億円超で、取扱製品数は17万品目を超える。販売事業者は業界団体、日本医療機器販売業協会に加盟している事業者だけで約1300社、加盟外を含めると全国で約2500社といわれる。売上高の小さい企業も多く、従業員50人以下の企業が4割近いとみられる。

また、流通経路も複雑だ。大型の画像診断機器はメーカーと病院の直接取引となるケースが多いが、その他は一次卸、あるいは二次卸を通す。「2014年医療機器産業実態調査」（厚生労働省）によると、医療機器卸業の販売先別売上高は病院向け68・5％、診療所向け5・9％で、合計74・4％が医療機関を直接的な顧客としている。二次卸向けは18・7％で、その他は賃貸業者向けなどとなる。

標準化、情報化の進展

こうした状況のなか、医療機器の販売や物流を効率化するためには商品コードの標準化が急がれる。標準化が進めば物流コストが削減でき、医療費増大の抑制にもつながる。

また、トレーサビリティも確保できるうえ、医療事故対策にも貢献できる。96年、財団法

医療機器の商品コード体系

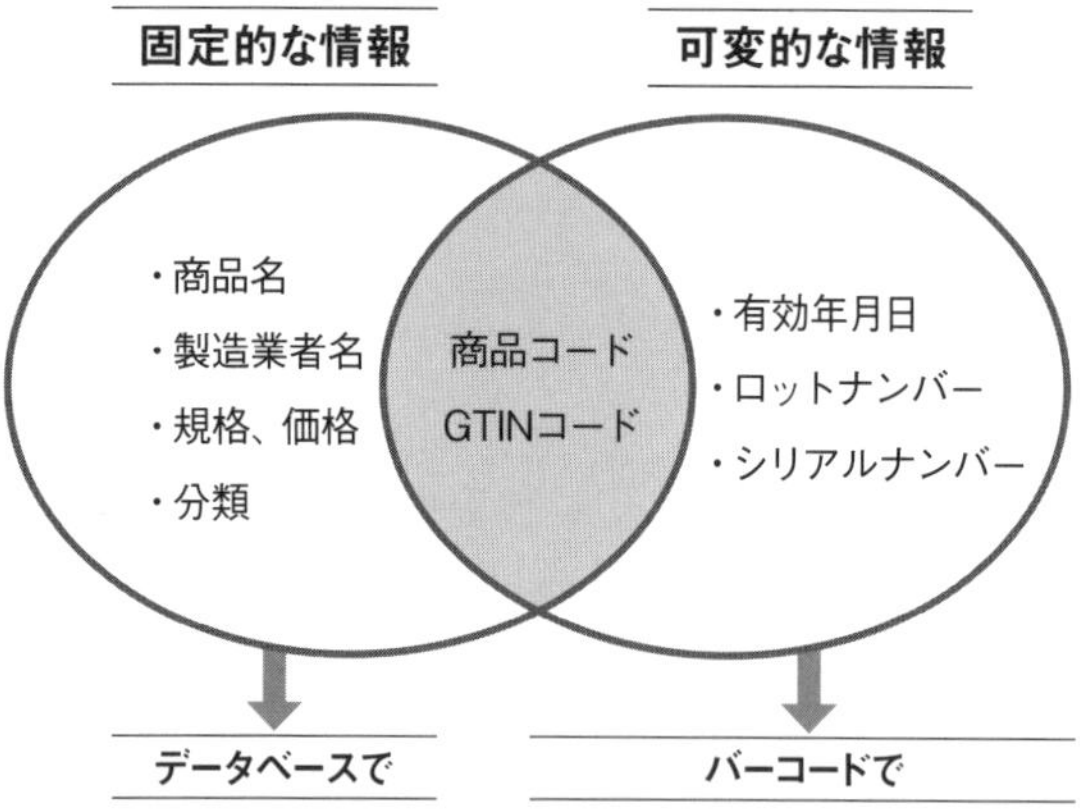

（出所）日本医療機器産業連合会

医療機器等へのバーコード表示の対象範囲と必要項目

医療機器等の種類	実施時期	中箱表示及び外箱表示			個装表示		
		商品コード	有効・使用期限	ロット番号またはシリアル番号	商品コード	有効・使用期限	ロット番号またはシリアル番号
特定保険医療材料	H21.3	◎	◎	◎	◎	◎	◎
高度管理医療機器等（高度管理医療機器・特定保守管理医療機器）	H22.3	◎	◎	◎	◎	◎	◎
上記以外の医療機器	H23.3	◎	◎	◎	◎	○	○
医療機器以外の消耗材料（専ら医療機関で医療用に繰り返し使用されるもの）	H23.3	◎	○	○	—	—	—
体外診断用医薬品	H21.3	◎	◎	◎	◎	◎	◎

（注１）「◎」は必ず表示する項目（必須表示項目）、「○」は表示を企業の自主的な判断に委ねる項目（任意表示項目）
（注２）専ら家庭で使用する医療機器等（コンタクトレンズを含む）は対象外
（出所）厚生労働省

words 【GS1（ジーエスワン）】 77年に国際EAN協会として発足した国際流通標準化の推進機関。本部はブリュッセル（ベルギー）。米国UCC（Uniform Code Council）の加盟を受けて、05年にGS1に名称変更。

人医療情報システム開発センター（MEDIS-DS）に委員会が設けられ、医療材料の標準化のあり方について検討が続けられてきた。

99年には日本医療機器産業連合会（医機連）が「医療材料、商品コード・バーコード標準化ガイドライン」をとりまとめた。

また08年、同委員会は医機連、（財）流通開発システムセンターと共同で「医療機器等の標準コード運用マニュアル」を発表した。05年の法改正で医療機器も対象となり、名称も医療材料から医療機器に変更された。現在は、①医療機械（分類上の用語で法律上は医療機器）、②医療機器、③体外診断用医薬品、④その他、の4つに分けて登録される。

マニュアルの基本的な考え方は、「商品名」「製造会社名」など固定的な情報はJANコードで表示し、「有効期限」「ロットナンバー」などの可変情報はバーコードで表示するもの。国際流通標準化機関のGS1（ジーエスワン）のコード体系GS1-128と整合性を持つ。

医療機器のJANコード取得割合はほぼ100%、またMEDIS-DCのデータベースへの登録割合は75%と普及してきた。

医療機器等の情報化の状況

2013年9月末現在

医療機器等の種類	JANコード取得割合	データベース登録割合		バーコード表示割合	
		MEDIS-DCデータベース	歯科用医療機器データベース	販売（包装）単位	個装（最小包装）単位
医療機器	98.8%	75.5%	87.0%	96.1%	81.6%
消耗材料	95.3%	55.9%	53.8%	86.1%	—
体外診断用医薬品	99.3%	69.6%	—	98.2%	92.0%

（注）MEDIS-DCデータベースとは㈶医療情報システム開発センターが運営している医療機器データベース
歯科用医療機器データベースは㈳日本歯科商工協会が管理している歯科用の医療機器および消耗材料のデータベースで、2011年度から本格運用
（出所）厚生労働省

医療機器の国際競争力

医療機器業界では国際競争力の向上が望まれている

Point

◉診断機器は日本メーカーが健闘している。
◉生体機能補助・代行機器、治療機器は輸入品が強い。

国内出荷額が多い機器は？

2013年の国内出荷額でみると、治療機器が33・3％で最も多い。次いで診断機器が21・6％、生体機能補助・代行が20・1％、その他機器が21・7％となる。

14分野でみると、最も国内出荷額の多いのは処置用機器で7100億円、次いで生体機能補助・代行機器が5300億円。3番目が画像診断システム2800億円、そして生体現象計測・監視システム2500億円となる。

これらの機器は近年の市場も拡大し、00年と13年を比べると、眼科用品が54・1％、生体機能補助・代行機器は37・2％の伸びだ。

輸入品が強い機器は？

しかし、国内生産額でみると様子が変わる。診断機器が36・7％と最も割合が多く、治療機器は28・9％、生体機能補助・代行機器は13・7％にとどまる。

診断機器はある程度、国際競争力があるが、治療機器、生体機能補助・代行機器は国際競争力が弱く、それは輸出入の動向に顕著に出ている。画像診断システム、医用検体検査機器といった診断機器は、輸出が輸入を上回る。とくにCT、超音波画像診断装置等の

医療機器の大分類別生産・国内出荷

（単位：百万円）

	2000年		2013年	
	生産類	国内出荷額	生産額	国内出荷額
画像診断システム	277,638	252,470	291,270	281,560
画像診断用X線関連装置及び用具	111,031	108,892	58,314	38,400
生体現象計測・監視システム	161,276	118,175	254,226	257,483
医用検体検査機器	88,410	85,812	95,175	61,174
処置用機器	207,547	332,951	484,333	713,115
施設用機器	28,383	31,335	26,914	40,810
生体機能補助・代行機器	183,717	390,856	261,833	536,169
治療用または手術用機器	59,297	91,244	51,383	135,279
歯科用機器	33,648	37,060	50,106	46,170
歯科材料	92,739	108,546	120,092	146,119
鋼製器具	8,371	29,112	15,651	40,380
眼科用品及び関連製品	90,263	154,273	55,722	237,736
衛生材料及び衛生用品	4,240	12,787	5,526	17,820
家庭用医療機器	139,707	157,912	83,016	119,973

（出所）「薬事工業生産動態統計年報」厚生労働省

画像診断システムは輸出額が大きい。

一方、治療機器、生体機能補助・代行機器は圧倒的に輸入が多い。生体機能補助・代行機器の中で、透析器はフィルター材料に強い日本メーカーが活躍しているが、人工関節、人工骨、心臓弁、心臓ペースメーカー、人工呼吸器、腹膜還流機器等は輸入に依存している。

処置用機器では注射器具、採血・輸血用器具は国内生産が多いが、カテーテル、縫合用クリップ、創傷被覆のための粘着フィルムといった手術材料は輸入品が多い。

さらに、眼科製品の中で8割を占めるコンタクトレンズは、輸入品が85％と圧倒的だ。

輸入比率の高い先進的機器は、欧米で承認されてから日本で承認されるまでの遅れ（デバイス・ラグ）も指摘されている。

医療機器メーカーの規模別シェア

規模別シェアでみると中小企業も多く活躍している

Point

◉医療機器は種類が多く、大手だけでなく中小も活躍している。
◉画像診断等の診断機器は大手企業が担い、処置用機器は中小企業が目立つ。

医療機器業界の規模別シェア

医療機器業界は中小企業が多いのも特徴だ。「2014年度・医療機器産業実態調査、医療機器製造販売業の概要」（厚生労働省。回答数590社）によると、資本金5000万円以下の企業が39・1％と4割近くを占める。これに対して、資本金100億円以上の企業は8・4％に過ぎない。また、売上高では年商10億円以下が54・9％と半数以上を占め、年商100億円以上の企業は12・7％にとどまる。

従業員数でみると、従業員49人以下が38・2％と、中小企業が多いことがわかる。

中小企業の取り扱う機器

大手企業と中小企業では得意とする分野が異なる。製品区分別に売上高規模別の企業をみてみよう。

年商500億円以上の企業が取り扱っているのは、画像診断システム等の診断機器と治療用機器が多い。

年商100億～500億円の企業では治療およびその関連機器が目立つ。

年商10億円以下では、治療およびその関連機器とともに、歯科用品およびその関連機器と家庭用医療機器が多い。なかでも、年商1億円以下では家庭用医療機器が、年商5000万円未満では歯科用品および、その関連機器が目に付く。

医療機器関係売上高規模別でみた企業数

( )内は%

売上高＼年度	2010	2011	2012	2013	2014
5000万未満	93 (17.8)	77 (14.2)	78 (13.2)	79 (14.2)	73 (13.0)
5000万～1億円	21 (4.0)	25 (4.6)	29 (4.9)	23 (4.1)	32 (5.7)
1億～10億円	181 (34.7)	197 (36.3)	235 (39.8)	213 (38.2)	203 (36.2)
10億～50億円	127 (24.3)	139 (25.6)	145 (24.5)	136 (24.4)	145 (25.8)
50億～100億円	37 (7.1)	33 (6.1)	37 (6.3)	37 (6.6)	37 (6.6)
100億～500億円	51 (9.8)	54 (10.0)	51 (8.6)	51 (9.2)	51 (9.1)
500億円以上	12 (2.3)	17 (3.1)	16 (2.7)	18 (3.2)	20 (3.6)
合計	522 (100.0)	542 (100.0)	591 (100.0)	557 (100.0)	561 (100.0)

（出所）「医療機器産業実態調査」厚生労働省

従業員規模別でみた医療機器企業数

( )内は%

売上高＼年度	2010	2011	2012	2013	2014
9人以下	54 (10.3)	40 (7.3)	41 (6.9)	43 (7.5)	57 (9.7)
10~49人	150 (28.7)	164 (29.8)	181 (30.6)	164 (28.7)	168 (28.5)
50~99人	69 (13.2)	74 (13.4)	86 (14.6)	86 (15.1)	82 (13.9)
100~299人	101 (19.3)	107 (19.4)	117 (19.8)	114 (20.0)	109 (18.5)
300~999人	83 (15.9)	89 (16.2)	92 (15.6)	87 (15.2)	95 (16.1)
1,000~2,999人	39 (7.5)	44 (8.0)	40 (6.8)	41 (7.2)	41 (7.0)
3,000人以上	27 (5.2)	33 (6.0)	34 (5.8)	36 (6.3)	37 (6.3)
合計	523 (100.0)	551 (100.0)	591 (100.0)	571 (100.0)	589 (100.0)

（出所）「医療機器産業実態調査」厚生労働省

医療機器産業ビジョン2013

医療機器産業活性化に向けた第3回目の中期ビジョン

Point

◉医療機器産業発展の具体策として、臨床研究中核病院の整備、審査基準の明確化、国際基準の採用による審査迅速化等があげられる。

医療機器産業は経済成長牽引の1つ

２０１３年6月、第3回目の医療機器産業に関するビジョンが厚生労働省から発表された。03年、08年のビジョンに続くものだ。今回のビジョンでは医療機器産業を、わが国の経済成長を牽引するリーディング産業の１つとして捉えている。そのうえで、医療のニーズに応える医療機器の創出を通じて、医療の質向上につなげるための方策をまとめている。ビジョンの副題は「次元の違う取組で、優れた医療機器を迅速に世界の人々に届ける」とされた。

医療機器産業の克服すべき課題

①国内外で競争力を持つ付加価値の高い医療機器の開発

治療系医療機器は輸入品依存度が高い。このため、克服すべき課題として次のような点があげられる。国際標準に基づく臨床研究・治験ができる医療現場の体制整備。工業技術進歩を医療機器開発につなげる。医療ニーズを製品開発につなげる。いたずらなリスク回避の傾向を排除する。

②グローバルな活動を通じたシェア拡大

診断系医療機器は国内市場がやや飽和状態

words 【医療機器と医薬品の融合例】「薬剤溶出冠動脈ステント」が2004年に薬事承認。心臓に酸素や栄養を送る冠動脈内に留置するステント（金属チューブ）に薬剤を塗布し、再狭窄の原因となる細胞増殖を抑制したり血管再狭窄のリスクを低減するもの。虚血性心疾患などの治療に使用される。

にある。今後の拡大のためには新しい医療ニーズを的確に取り込むことで、たとえば発展途上国では疾病構造を踏まえた各国の事情に適した機器の提供が求められる。

③技術新興国で生産された医療機器との競合

製造コスト削減だけでなく、各国の気候、風土等に適した機器の開発が必要となる。また人的支援を含めた医療サービスと一体になったアプローチも必要である。

④技術革新と新しいビジネスモデルへの対応

製品開発にあたっては開発者の視点ではなく、使用者や患者の視点がいっそう重要となる。また、実用化後の計画性なども見据えた取組みが求められる。

付加価値の高い医療機器の開発で、日本再興戦略が目指す2030年に向けて、国内での海外依存度を30％以下、輸出金額を2011年比で2倍とする取組みが目標とされる。

医療機器産業発展のための具体策

今後の医療機器産業の発展を実現するには、以下のような具体策が考えられる。

①医療分野の研究開発の司令塔機能の創設と研究分野の選択と集中

②医・工連携の共同研究の推進

・高度なものづくり技術を有する異業種・中小企業の新規参入と医療機関等との連携支援

・治験や事業化のコーディネート機能強化

③臨床研究中核病院等の整備

・国際水準の臨床研究や難病・希少疾病・小児領域等の医師主導治験の実施体制を有し、ネットワークの中核として、高度かつ先進的な臨床研究を中心となって行なう臨床研究中核病院

④国際共同治験、臨床研究の推進

⑤審査基準の明確化、国際基準の採用等による医療機器の審査迅速化・質の向上

医療機器メーカー①

日本を代表する医療機器メーカー キヤノンメディカルシステムズ

Point
◉キヤノンメディカルシステムズは、日本を代表する医療機器メーカー。
◉画像診断装置の開発は日本の同分野における進歩の歴史だ。

画像診断装置のリーディングカンパニー

2003年、東芝グループの国内医療機器販売会社の東芝メディカルと、開発・製造・海外販売を担う東芝医用システムズ社が統合し、東芝メディカルシステムズ社がスタート。16年3月キヤノンに売却され、18年1月**キヤノンメディカルシステムズ**に社名変更した。

同社は、14年3月期売上高2871億円、純利益229億円を計上する日本を代表する医療機器メーカーの1つ。国内のみならず海外120か国に販売ネットワークを有する。

世界の画像診断システム市場でも、ゼネラル・エレクトリック（米）、シーメンス（ドイツ）、フィリップス（オランダ）に次ぐ地位にある。

同社の歴史は、まさに日本の画像診断装置開発の歴史である。最初に手がけたのがX線機器。レントゲンは1895年にドイツで発見されたが、翌96年には日本で島津源蔵博士がX線撮影に成功している。

東芝は1914年にX線管の研究に着手。32年にはX線により発光する蛍光版を完成、35年には蓄電器放電式X線管を完成させている。さらに、戦後の55年には、蛍光倍増式X線透視装置が完成した。

X線透視装置が普及してから、切開せずに身体内部の様子がわかるようになり、診断技術は飛躍的に進歩した。とくに胸部（肺）のレントゲン写真で肺炎等の肺疾患を、あるいは胃のレントゲン写真で胃がん、胃潰瘍などの消化器疾患の早期発見が進んだ。

CT、MRIで診断技術向上に貢献

さらに同社では、78年にレントゲンを上回る性能を持つ全身用CTスキャナーを開発した。

レントゲンは身体内部を一方向から見た平面画像だが、X線CTでは、X線を身体のまわりに回転させながら照射し、コンピュータによって身体の断面（輪切り）の画像を再構成してみることができる。従来は確認しにくかった部分も見えるようになり、脳血管疾患等の診断に威力を発揮するようになった。

また、83年にはMRI装置が開発された。MRIは、磁石と電波を利用して画像にする装置で、身体の中の水素原子から電波を発生させて画像をつくる。造影剤を利用しなくても細かい血管画像を見ることができる点が特徴だ。脳血管や心臓血管系の血流を観察することができる。

世界シェア向上を目指して

09年、本社工場内にグローバルR&Dセンターが立ち上がった。米、英の2拠点と合わせて、開発の3極体制ができた。開発スピードを高めることで、画像診断装置の世界市場でのシェアを向上させるのが狙いだ。新機種には診断に役立つデータ管理ソフトやアプリケーションも求められる。

また、医療機器の遠隔監視サービスも始まった。対象機器はMRIとCTで稼動時間、検査回数を病院に報告する。サービスの向上で顧客の確保につなげる狙いだ。

医療機器メーカー②

滅菌、病理検査で業界をリードするサクラ精機

Point

◉手術・治療用の鋼製小物の製造販売から始まったサクラ精機。
◉現在、滅菌装置では業界トップ。病理検査でも有力企業。

医療機器メーカーの老舗

サクラ精機は業歴140年を誇る医療機器業界の老舗。創業は1871年で、江戸時代寛永年間から続く薬種商「いわしや松本市左衛門店」が医療機器部門を創設したことに始まる。

1901年には、いわしや松本器械店として合資会社になる。当時は医療器械、医療用具は輸入品が約7割で、国産品は約3割しかなかった。そこで国産化を図るべく開発を手がける。当初は外科、耳鼻咽喉科、歯科等で手術、治療に使用されるメス、ハサミ、ピンセットといった鋼製小物の製造からスタートし、明治時代半ばには、こうした医療用具の取扱品目は輸入品も合わせて140種類にのぼった。

明治時代の半ばから、現在の主力製品でもある滅菌装置や、検査関連機器の取扱いも始まる。滅菌関連では殺菌水製造装置、蒸気滅菌装置、ソーダ液消毒器等、検査関連では、ドイツ型顕微鏡の輸入販売や遠心沈殿器、血液培養凝固器等の製造販売である。

戦後の57年には会社組織は合資会社から株式会社に改組。取扱製品の主力も高圧蒸気滅菌装置や病理検査機器といった医療器械へと

変わっていく。

滅菌装置から事業を拡大

70年代は一県一医大が目標にされ、国立医科大学、あるいは医学部設立ラッシュの時代である。74年、同社では滅菌装置の販売だけでなく、新設医大の中央材料システムの一括受注を狙ったプロジェクト営業本部が立ち上げられた。

中央材料システムを手がけると、次に出てくるのは手術室等の各現場との資材搬送、すなわち院内物流をいかに効率化するかということだ。病院のニーズに対応してSPD（院内物流管理）の仕事を手がけるようになる。

80年代ごろから国際化が進み、米国、オランダ、中国、ドイツと販売拠点が完成し、世界90か国以上に向けて、滅菌装置や検査装置等を輸出している。

サクラ精機が医療分野で培ってきた技術は、他産業でも活用されるようになってきた。製薬、食品メーカー等の製造ラインで同社の滅菌装置が、他の製造業でも真空超音波洗浄器等の洗浄装置が活躍している。さらにバイオ関連の分野でも、病理検査機器で積み上げた技術を基礎に開発した全自動培養システム等の機器が使われている。

国内市場の一層の深耕と海外市場の開拓のため、機動的運営ができるように体制の変更も行なった。01年に病理検査事業部門を分離し、サクラファインテックジャパンを設立。05年には製造部門会社、千代田製作所をサクラ精機が合併。09年4月には、持ち株会社サクラグローバルホールディングを設立、傘下に滅菌、洗浄機器の製造販売を行なうサクラ精機グループと、病理検査機器の販売を行なうサクラファインテックグループが並ぶ形となった。グループ全体の売上高は約400億円に達している。

医療産業振興プロジェクト

医療機器産業への参入を支援
うつくしま次世代医療産業集積プロジェクト

Point

◉福島県の産官学連携プロジェクトでは、薬機法対策を行政が支援。異業種の中小企業が医療機器製造へ参入するのに実績をあげている。

産官学による参入促進

医療機器開発には課題が多い。とくに、医薬品医療機器等法をクリアすることは面倒だ。熟知していないと開発期間がいたずらに延びてしまうので中小企業には大きな負担だ。また販売後も10年、20年といった機器の使用期間を通してメインテナンスが必要となる。一度参入すると簡単に撤退はできない。

こうした悩みを1つひとつ解決しながら実績をあげているのが福島県の「うつくしま次世代医療産業集積プロジェクト」である。同県は全国有数の医療機器の生産県で、オリンパスの内視鏡の製造、ジョンソン&ジョンソンの生産拠点等、事業所の立地は40を超える。

2002年、日大工学部（郡山）、福島県立大学、福島大学などが入って、低侵襲型の次世代医療機器の開発を目指し、都市エリア産学官連携促進事業がスタートした。この動きが発展し、15年に福島県医療福祉機器産業協議会となった。現在、企業238社、行政機関13、大学等15の合計266機関が参加している。協議会は、当初の勉強会的組織からビジネス交流へと活動の幅が広がっている。

また、医療機器学会と連携した「メディカルクリエーションふくしま」と称する展示会は14年で10回目を迎え、２１８社が出展した。

行政による薬機法の許可取得支援

　このプロジェクトの特筆すべき点は、行政が中小企業の医薬品医療機器等法の許可取得を個別にコンサルティングを行なうことで支援していることだ。医療関連法の精通者を県の商工労働部へ配置し、福島県内に製造所を持つ中小企業を対象に医療機器製造業への新規参入をバックアップしている。

福島県医療福祉機器産業協議会の会員数

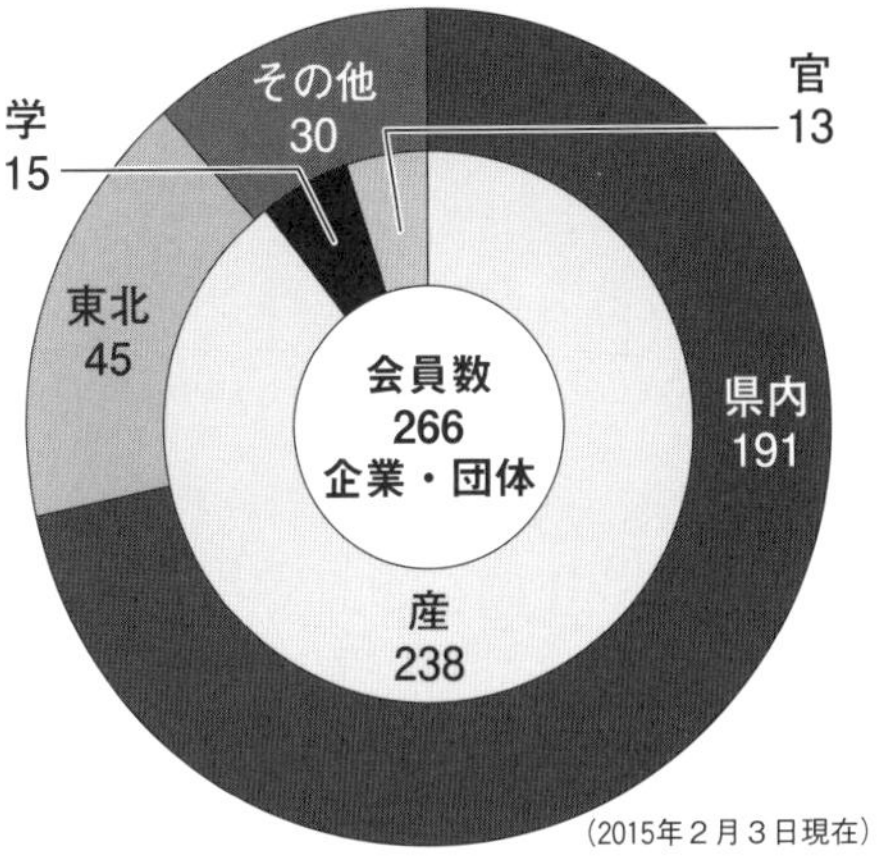

（出所）ふくしま医療機器産業推進機構ホームページ

　これまでの実績は05年以降、合計24社に上る。医療機器分野進出の第1号は精密金型製造の東北リズム（会津若松市）。また、12年に製造販売許可を取得したエコー電気（川俣町）は、粘着剤製品の加工で30年の技術蓄積がある。そのノウハウを生かしてドライアイが5秒で診断可能な涙液分泌機能検査機器を開発した。この製品は従来の検査方法が測定時間5分かかったことと比較して測定が短時間で、しかも患者の痛みがない低侵襲型だ。

　次の段階として、16年、福島県は開発から事業化まで一体的な支援を行なう拠点として「ふくしま医療機器開発センター」を郡山市に開所した。安全性評価機能を持つ医療機器に特化した施設は国内初となる。

第7章

介護市場の広がりと関連企業

介護保険のしくみ

増加する高齢者を社会全体で支える社会保険

Point
◉介護保険制度は老後最大の不安要因である介護にかかる費用を社会全体で支えるしくみ。
◉運営する保険者は市町村等、40歳以上の国民が被保険者となる。

高齢者を社会全体で支える

２０００年4月に介護保険制度は施行された。背景にあったのは高齢化が急速に進展し、要介護者が増加して介護ニーズが拡大したこと、また、核家族化により家庭内の介護の力が衰えてきたことなどだ。こうして高齢者介護を社会全体で支えるしくみが必要になった。

介護保険は65歳以上の高齢者（３２０１万人、13年度末）だけでなく、40歳以上65歳未満の現役世代（４２７５万人、12年度平均）も被保険者とする社会保険方式である。

運営には多額の資金が必要になる。保険料は年代を広げた被保険者の支払いだけでは賄いきれず、残り半分は公費で負担することになった。内訳は、国が25％、都道府県が12・5％、市町村が12・5％の分担である（ただし、施設は06年に国20％、都道府県17・5％、市町村12・5％に変更）。

高齢者と現役世代の保険料負担は、人口などを勘案して案分される。12〜14年の期間は、第1号被保険者（65歳以上の高齢者）は21％、残り29％が第2号被保険者（40歳以上65歳未満）の負担となった。

介護保険を運営する主体（保険者）は、利

介護保険制度のしくみ

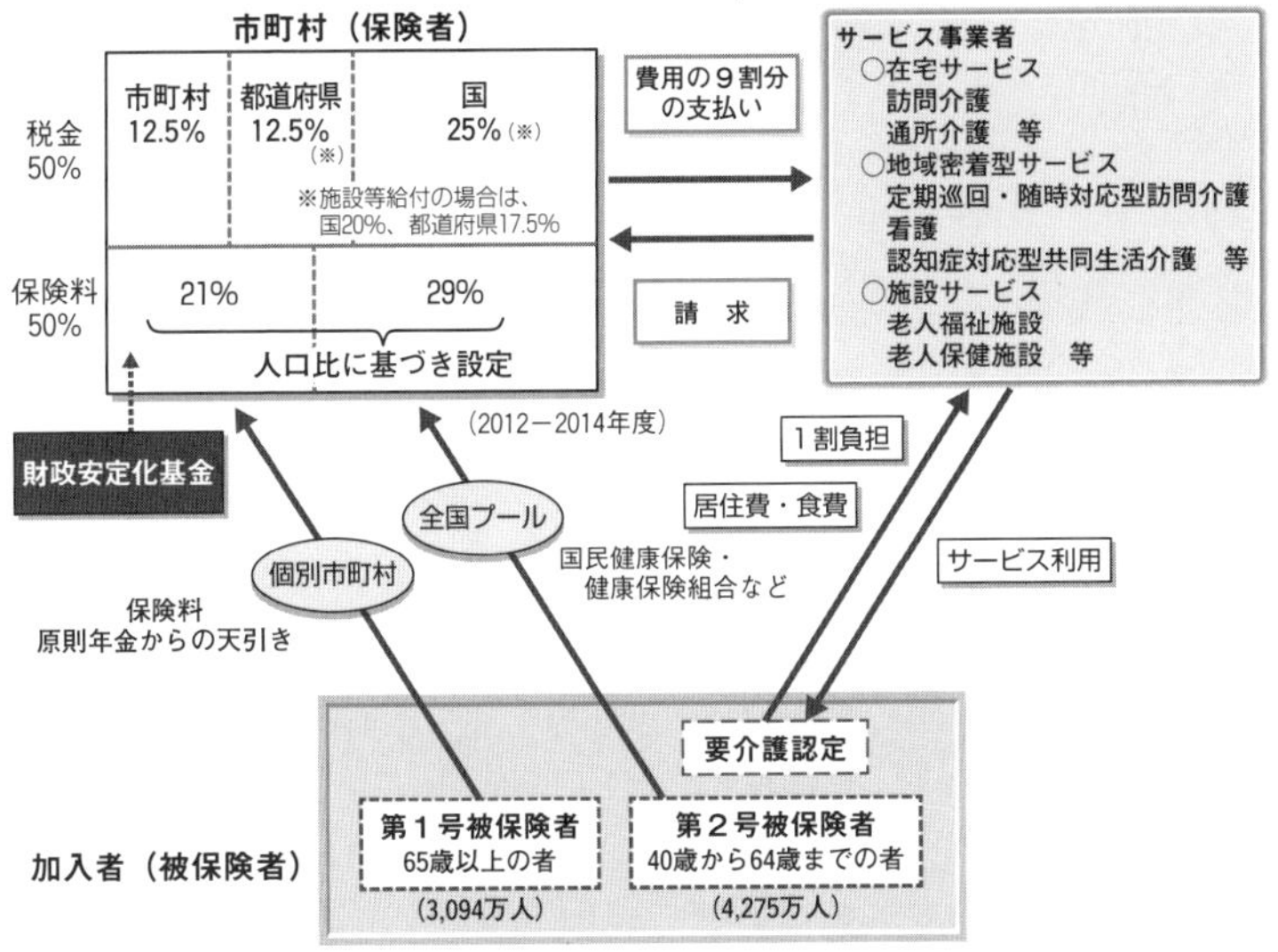

（注）第１号被保険者の数は、「2012年度介護保険事業状況報告年報」による2012年度末現在の数。
第２号被保険者の数は、社会保険診療報酬支払基金が介護給付費納付金額を確定するための医療保険者からの報告による2012年度内の月平均値。

用者に身近な存在である市町村（東京23区等を含む）となっている。

介護保険事業計画を策定する市町村

介護保険の保険者である市町村では、3年ごとにどんな介護サービスが、どれくらい必要なのか見込みを出す。居宅サービス、施設サービス、密着型サービスなど、介護サービスの種類ごとに需要を予測し積み上げていく。こうして介護保険給付費の総額を予測して、3年間の介護保険事業計画を策定する。

費用総額に対して、これを賄う介護保険料が計算される。したがって市町村の実情により保険料の金額も異なる。12〜14年度の第1号保険料は各保険者の基準額平均（保険料は負担能力に応じて段階別に設定）が4972円と、前期比19・5％の増加だ。高い市町村では基準額が月額6680円、低い市町村では2800円と、かなり格差が出ている。

要介護認定の手続きと流れ

介護サービスの内容は要介護認定＋ケアプラン作成で決まる

Point
◉介護保険の給付は金銭ではなく、介護サービスという形で受ける。
◉介護サービスを受けるには要介護認定が必要になる。

申請から認定までの流れ

介護保険は介護が必要な場合に、被保険者が保険者である市長村に申請し、認められたときに給付される。給付は金銭ではなく、介護サービスである。この「要介護認定」を行なうのは、市町村の介護認定審査会である。

手続きは、要介護認定の申請を市町村の窓口で行なう。被保険者本人が出向けない場合、被保険者の家族、居宅介護支援事業者など代理人を立てることになる。

申請を受けた市町村では訪問調査や、かかりつけ医師の意見書などをもとに審査を行なう。訪問調査は、市町村の職員や委託を受けた介護支援委員等が家庭を訪問し、被保険者の心身状態などの聞き取り調査を行なう。

09年、市町村の負担軽減のため調査項目は従来の7群82項目から5群74項目に整理された。「身体機能・起居動作」「生活機能」「認知機能」「精神行動障害」「社会生活への適応」の5群である。

そのほかに、医療行為の有無と特記事項が記され、コンピュータによる一次判定にかけられる。判定内容は、必要な介護サービス分野ごとに算出された基準時間で示される。

一次判定資料と、かかりつけ医師の意見書

介護サービスの利用の手続き

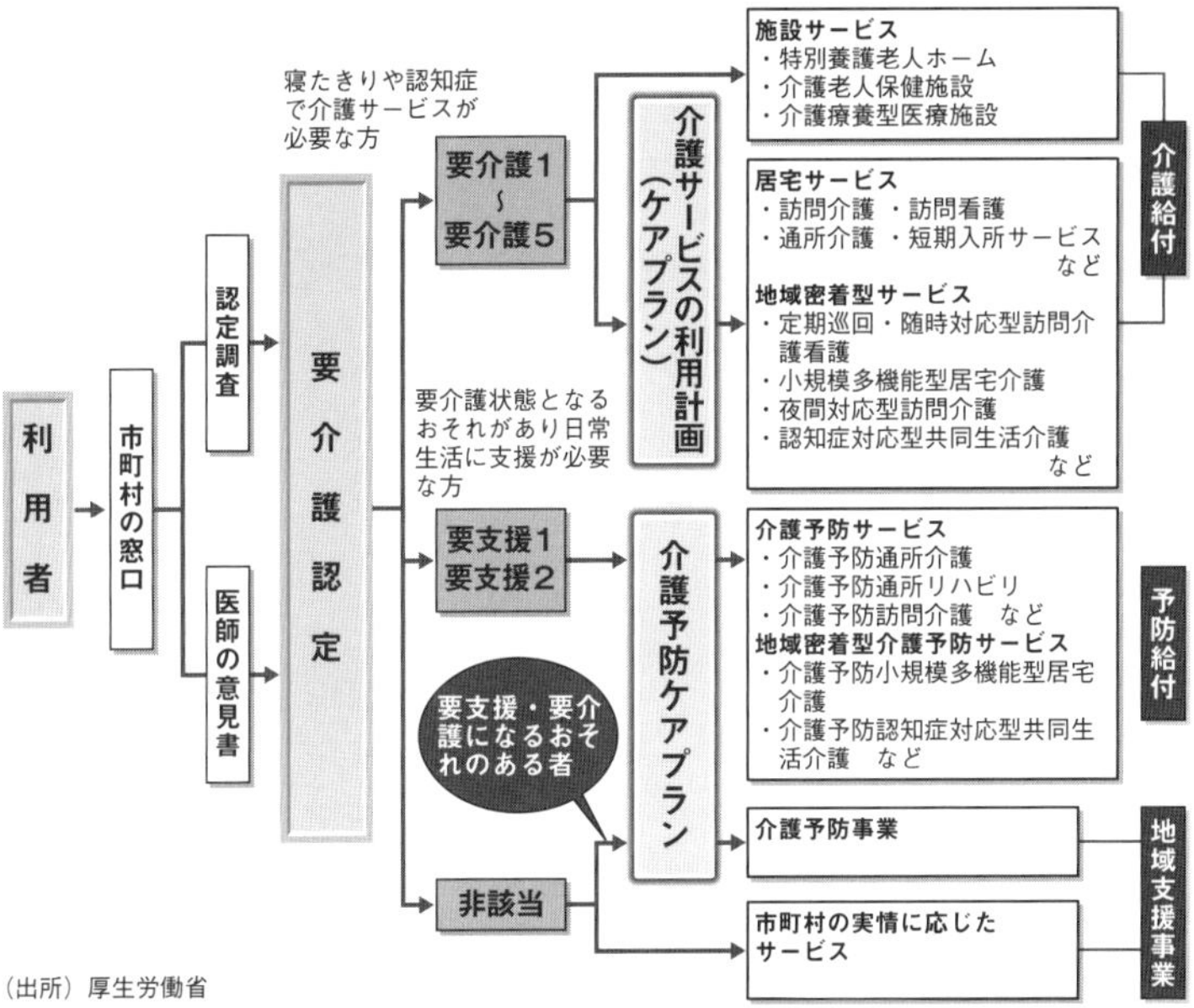

（出所）厚生労働省

をもとに専門家（5人程度）で構成した介護認定審査会（二次判定）が開かれ、結果は原則として、申請から30日以内に通知される。

認定後の手続きの流れ

認定を受けて、在宅で介護サービスを利用するには、まず居宅介護支援事業者を選ぶ。必要な介護サービスを相談し、「訪問介護は週2回」「通所介護は週1回」など、ケアプランを作成してもらう。要支援1〜要介護5までの要介護度の段階（レベル）に応じた金額の範囲内ならば、原則自己負担1割でサービスが受けられる（法改正で14年8月以降、一定以上の所得のある利用者は自己負担2割）。限度額を超えるサービスは自己負担となる。

また介護予防に関しては、地域包括支援センターでアセスメントが行なわれ、利用者の自立を目指したプランが作成される。

介護市場の拡大と制度改正

住み慣れた地域で生活継続ができるよう介護・医療・生活支援等を充実

Point

◉介護保険市場は今後も後期高齢者の増加が見込まれる。
◉2015年制度改正では地域包括ケアシステムの構築、医療・介護の連携が推進された。

要介護者が増え介護給付費も増加

介護保険発足当初の年度末2001年3月、256万人であった要介護者は年々増加し、14年3月末には583万人と約2・3倍になった。

一般的に介護保険の市場規模は給付の費用額でみる。初年度は給付の費用額は3兆6000億円だったが、13年度には8兆8000億円と約2・4倍に拡大した。要介護度が高くなるほど費用はかさむ。今後も後期高齢者が増え、それとともに要介護者が増加し、給付費用の拡大が見込まれる。

予防重視、地域包括ケアの推進

要介護者増加に対応して、06年に介護保険制度改正が行なわれた。第1が予防重視である。改善が見込まれる軽度の介護者には、運動器の機能向上、栄養改善、口腔機能の向上などが新たなメニューとして加えられた。

第2が施設給付の見直しだ。在宅サービス利用者との不均衡是正のため施設における居住費、食費は保険給付の対象外となり、利用者負担とされた。

第3に新たなサービス体系として、地域の実情に応じて市町村で提供される「地域密着

words 【新オレンジプラン】 12年策定のオレンジプラン（認知症施策推進５か年計画）を改め、15年１月に新オレンジプラン（認知症施策推進総合戦略）が策定された。具体的な施策として認知症サポーターの人数、認知症サポート医養成研修の受講者数、認知症疾患医療センターの数などの目標値が引き上げられている。

介護保険給付（費用額）の推移

（単位：百万円）

	2000年度	2005年度	2010年度	2011年度	2012年度	2013年度
要介護５	774,780	1,420,316	1,654,064	1,753,929	1,833,228	1,861,971
要介護４	897,979	1,410,947	1,685,764	1,746,170	1,863,395	1,953,613
要介護３	675,232	1,180,620	1,573,481	1,610,627	1,712,139	1,790,247
要介護２	598,923	932,247	1,311,792	1,407,285	1,509,124	1,589,926
要介護１	562,342	1,144,434	901,586	971,965	1,502,861	1,140,924
要支援１、２	106,193	222,344	428,325	450,958	483,257	518,193
計	3,627,338	6,310,910	7,555,004	7,940,929	8,454,003	8,854,876

※）計には未区分を含む
　特定入所者介護サービス費、高額介護サービス費、高額医療合算介護サービス費は除く
　2006年の制度改正で、認定区分は7段階となった
（出所）「介護保険事業状況報告2013年度他」厚生労働省

型サービス」が創設された。

12年の介護保険制度改正では、地域包括ケアシステムの推進が打ち出された。高齢者が地域で自立した生活を営めるように医療、介護、予防、住まい、生活支援サービスの切れ目のない提供をしようというものである。単身要介護者に対応できるよう24時間対応の定期巡回・随時対応サービスが創設された。

また、高齢者住まい法が改正され、サービス付き高齢者向け住宅の供給促進が決められたほか、有料老人ホーム等での前払い金の返還に関する利用者保護規定が追加された。

15年の制度改正では、地域における医療及び介護の総合的な確保のために医療と介護の連携強化が謳われた。地域包括ケアシステム構築のなかで、予防給付は地域支援事業に移行し、特別養護老人ホームは中重度の要介護者に重点化、また一定以上の所得のある利用者の自己負担は２割に引き上げられた。

在宅の要介護者を支援する居宅サービスとは?

Point

◉居宅サービスの中で最も事業所数の多いのは通所介護。
◉近年、事業所数の伸びが目立つのはグループホーム。

在宅の要介護者をサポート

介護サービスを提供する施設・事業所は大きく2つに分けられる。在宅の要介護者を支援する「居宅サービス事業所」と、入所する要介護者を支える「介護施設」だ。

居宅サービス事業所はさらに、次の5つに分類できる。

①訪問系サービス…事業所から要介護者の自宅へ、介護するヘルパー等が訪問してサービスを提供する

②通所系サービス…通所介護、通所リハビリテーションでは要介護者が事業所へ行ってサービスを受ける

③訪問系、通所系に該当しないその他の居宅サービス…短期入所生活介護、短期入所療養介護、そして福祉用具貸与が含まれる

④地域密着型サービス…認知症対応型共同生活介護（グループホーム）、認知症対応型通所介護など

⑤要介護認定者の介護サービス利用計画、ケアプランを作成する居宅介護支援事業所

居宅サービス事業所のなかで最も数が多いのは通所介護事業所で、全国に4万2145か所の事業所がある（2014年10月1日現在）。2番目は訪問介護事業所で3万4992

居宅サービス事業所数の推移

各年10月1日現在

		2005年	2010年	2011年	2012年	2013年	2014年
訪問系	訪問介護	20,618	26,685	27,905	31,075	32,761	34,992
	訪問入浴介護	2,402	2,389	2,369	2,410	2,429	2,310
	訪問看護ステーション	5,309	5,864	6,032	6,590	7,399	8,164
通所系	通所介護	17,652	25,847	28,354	34,107	38,510	42,145
	通所リハビリテーション	6,093	6,551	6,488	7,023	7,236	7,470
その他居宅サービス	短期入所生活介護	6,216	7,778	8,013	8,980	9,477	10,278
	短期入所療養介護	5,513	5,329	5,220	5,490	5,486	5,461
	特定施設入居者生活介護	1,375	3,243	3,507	3,941	4,206	4,458
	福祉用具貸与	6,317	7,001	7,076	7,644	8,102	8,209
	特定福祉用具販売	…	7,057	7,172	7,724	8,128	8,251
地域密着型	認知症対応型通所介護	…	3,650	3,825	4,158	4,382	4,443
	認知症対応型共同生活介護	7,084	9,995	10,617	11,729	12,067	12,511
	その他地域密着型	…	2,955	3,666	9,743	6,196	7,529
介護予防支援事業所（地域包括支援センター）		…	4,241	4,263	4,430	4,542	4,567
居宅介護支援事業所		27,304	32,404	33,344	35,885	39,201	40,463

（出所）「介護サービス施設・事業所調査」厚生労働省

か所。各々、介護保険のスタート時から約3・5倍、5倍に増加した。地域密着型サービスのなかでは、通称グループホームといわれる認知症対応型共同生活介護の事業所数の伸びが目立つ。00年の事業所数675か所から、14年には1万2511か所と18倍の増加だ。

事業所の開設主体別にみた特徴

事業所の開設主体は訪問介護、認知症対応型共同生活介護、福祉用具貸与では営利法人が多く、それぞれ64・0%、53・1%、93・0%のシェアを占める（13年10月現在）。

また、訪問入浴介護、通所介護は社会福祉法人が、それぞれ37・3%、29・0%と約3〜4割を占める。一方、訪問看護ステーション、通所リハビリテーションは、看護師、PT（理学療法士）、OT（作業療法士）等の専門スタッフを抱える医療法人が多く、それぞれ34・7%、76・5%を占めている。

入所する要介護者を支援する施設サービスとは？

Point
◉介護保険適用３施設は、いずれも利用率が９割を超え、需要増加に追いつけない状況。
◉部屋は個室の割合が年々増加している。

介護施設の役割

介護施設は、①介護老人福祉施設（定員数49万人）、②介護老人保健施設（定員36万人）、③介護療養型医療施設（介護指定病床数６万６０００人）の３つに分けられる（２０１４年10月現在）。３施設ともに、利用率は９割を超える。とくに、介護老人福祉施設は定員数が年々増えているものの、97・８％とフル稼働。施設増加のスピードが需要増に追いついていない。

入居者の要介護度をみると、介護老人福祉施設の在所者は要介護度４～５の割合が66・６％と高い。

これに対し、介護老人保健施設は要介護度３～４の割合が合計で約半数を占め、他の２施設と比較すると軽度の要介護者の在所者が多い。

３つの施設の中で最も重い要介護度の在所者を抱えているのは介護療養型医療施設で、要介護度５が半数以上を占める。

施設の規模は、介護老人福祉施設は定員50～59人の規模が約３分の１で最も割合が多い。介護老人保健施設は定員１００～１０９人の施設が約４割で、ほぼ倍の規模となる。

これに対し、介護療養型医療施設は定員19

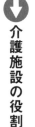

介護保険施設の施設数、在所者数の推移

施設数の推移

（単位：施設、％）

	2005年	2010年	2011年	2012年	2013年	2014年
介護老人福祉施設	5,535	6,202	6,241	6,590	6,762	7,251
介護老人保健施設	3,278	3,687	3,709	3,931	4,000	4,099
介護療養型医療施設	3,400	2,025	1,883	1,759	1,666	1,529

定員数の推移

（単位：人、％）

	2005年	2010年	2011年	2012年	2013年	2014年
介護老人福祉施設	383,326	403,313	427,634	475,695	488,659	498,327
介護老人保健施設	297,769	306,642	318,091	352,182	357,246	362,175
介護療養型医療施設	129,942	78,202	75,991	76,435	71,891	66,925

（出所）「介護サービス施設・事業所調査」厚生労働省

人以下が４割弱で、他の２施設よりも小規模だ。

また、介護老人福祉施設と介護老人保健施設では、個室の割合が増加している。

介護老人福祉施設では70・３％と３分の２を超え、介護老人保健施設では44・５％に達した。

一方、介護療養型医療施設では、20・５％の水準にとどまっている。

利用者の施設入退の状況

入退所の経路をみると、介護老人保健施設では家庭から来る入所者が２割、医療機関からの入所者が４割となる。退所後は約３分の１が家庭へ戻る。その他は約４割が医療機関へ、約１割が他の介護施設等へ移る。

介護老人福祉施設では、家庭からの入所者が２割、医療機関からの入所者が４割となる。退所後は約４割が医療機関へ移る。

介護療養型医療施設では半数強の入所者が医療機関から、１割が家庭からである。退所後は約３割が医療機関へ移り、１割強が家庭へ戻る。

施設の開設主体は、介護老人福祉施設は社会福祉法人が92・５％と圧倒的に多い。一方、介護老人保健施設、介護療養型医療施設は医療法人が各々74・２％、82・３％と多い。

介護関連企業①

訪問介護を中心に民間企業の進出が目立つ

Point

◉介護関連サービス市場の拡大とともに、居宅サービスの分野では民間企業が活躍し、公開企業も増えている。

民間の活躍が目立つ訪問介護分野

居宅サービスの分野では民間企業の活躍が目覚しい。厚生労働省の「介護サービス施設・事業所調査」で開設主体別事業所数の構成割合をみよう。

営利法人の割合が圧倒的に多いのは福祉用具貸与で、全事業所数に占める割合は93・0%にのぼる。訪問介護は64・0%と半数超が営利法人である。訪問介護の事業所数は2000年の9883か所から13年には3万2761か所と3倍になった。この増加に大きく寄与したのが民間企業である。

一方、通所系のサービスでは、通所介護は社会福祉法人の割合が29・0%と多く、通所リハビリテーションは医療法人が76・5%と圧倒的だ。しかしこの分野でも、徐々に民間企業が活躍の場を広げている。通所介護では営利法人の割合が00年の4・5%から、13年には56・3%と約12倍に増加した。

訪問介護から事業を広げる企業

介護関連分野の企業は訪問介護から事業展開をしている企業が多い。95年に株式公開した**ニチイ学館**は医療事務代行のトップ企業だが、96年に介護事業に参入した。介護保険の

介護関連企業データ①

訪問系

企業名	本社所在地	設立	売上高（百万円）	従業員（人）	株式公開等	決算期
ニチイ学館	千代田区	73年８月	144,633（273,569）	10,513（16,805）	東証(95/7)	15年３月
セントケア・ホールディング	中央区	83年３月	32,268（33,729）	2,232（2,438）	ジャスダック(03/10)	15年３月
ケア21	大阪市	93年11月	18,355	2,882	ジャスダック(03/10)	14年10月

※ニチイ学館、セントケア・ホールディングの売上高、従業員は上段が介護事業、下段が全社

通所系

ツクイ	横浜市	69年６月	61,456	3,299	東証(04/4)	15年３月
シダー	北九州市	00年10月	10,791	862	ジャスダック(05/3)※1	15年３月
ケアサービス	大田区	91年５月	7,623	782	ジャスダック(04/11)	15年３月
やまねメディカル	中央区	02年６月	6,688	799	ジャスダック(07/3)	15年３月
ユニマットリタイアメント・コミュニティ※2	港区	76年12月	42,537	2,011	ジャスダック(90/2)	15年３月

※１）12年９月、高齢社会戦略１号投資事業有限責任組合（損保ジャパン日本興亜等）が株式公開買付けで34％の株式を取得。
※２）15年10月、ユニマットそよ風から商号変更。同社は通所・訪問介護をはじめグループホーム、有料老人ホーム等を展開
（出所）各社の有価証券報告書などをもとに作成

スタートとともに積極的に事業を拡大した。破綻したコムスンの拠点を引き受けたこともあり、15年9月現在、訪問介護の拠点数は1121か所、通所介護378か所、福祉用具貸与139か所、そして施設サービスは400か所に拡大。介護分野でも最大手だ。

一方、近年企業買収で介護事業を拡大するのが、損害保険事業の大手、**SOMPOホールディングス**だ。

15年12月には、有料老人ホームを展開するワタミの子会社、ワタミの介護を買収しSOMPOネクストに商号変更、さらに16年3月、公開株式買付けで有料老人ホーム大手の**メッセージ**の株式を約95％保有。子会社とし、18年4月に**SOMPOケア**に商号変更した。これにより、訪問介護拠点数ではニチイ学館に次いで2位、有料老人ホームでも**ベネッセホールディングス**に次ぐ規模となった（巻末ふろくデータ227ページ参照）。

介護関連企業②

介護福祉用品の需要増を見込み参入企業は熾烈な争い

市場が広がる介護福祉用品

介護・福祉用品の拡大を見込み、参入企業の競合は激しくなっている。今後、参入を検討する企業も多い。しかし品目も多彩で、利用者のニーズに合わせなければならず、大量生産の難しい製品が多い。したがって、事業を採算に乗せるのは容易ではない。

この分野の代表的な企業が**パラマウントベッドホールディングス**である。医療介護用ベッドの生産台数は2014年で26万6000台（全日本ベッド工業会調査）だが、パラマウントベッドは約6割のシェアを有するトップ企業だ。同社は1950年の創業と同時に病院用ベッドの生産を開始、62年にはわが国初の電動ベッドを開発するなど、医療用ベッドのパイオニアである。87年に店頭公開、その後も業容拡大。96年には東証一部に上場した。

販売先は、近年、医療施設向けが病床数の削減から伸びず、高齢者施設、在宅の介護向け需要が増加している。また、国内市場の成熟を見遠して中国ほか東アジア、東南アジア等の海外市場の開拓にも力を入れている。

新業態を確立した企業

日本ケアサプライは、介護保険施行に先駆

Point

◉規模のメリットを活かすのが難しい福祉用具の分野だが、パラマウントベッドほか、有力な株式公開企業が出てきている。

介護関連企業データ②

福祉用具

企業名	本社所在地	設立	売上（百万円）	従業員（人）	株式公開等	決算期
パラマウントベッドホールディングス	江東区	50年５月	75,270	2,496	東証（87/12）	15年３月
日本ケアサプライ	港区	98年３月	12,131	672	東証（04/2）	15年３月
カワムラサイクル	神戸市	95年８月	3,484	489	マックス（中央区）の子会社	15年３月

※１）カワムラサイクルの売上高、従業員はマックスのHCR機器（車いす及び福祉用品）事業

介護関連ソフト

エヌ・デーソフトウェア	山形県南陽市	79年９月	13,853	871	東証（06/2）	15年３月

（出所）各社の有価証券報告書などをもとに作成

け、98年に三菱商事等をバックに設立された企業である。

同社は福祉用具レンタルという新業態を確立し、設立からわずか６年後の04年２月に株式公開している。

事業形態は、まず同社が信用力を背景に福祉用具メーカーから製品を購入し、それを介護保険の指定居宅サービス事業者である福祉用具レンタル事業者にレンタルする。さらに、このレンタル事業者が利用者にレンタルするというシステムである。全国のレンタル事業者の約４割は取引先としてカバーしているとみられる。

車いす、介護関連ソフトでも

カワムラサイクルは車いす専門メーカーである。前身の自転車メーカーから95年に業態転換した。高機能、多品種の車いすを手がけ、04年には公開企業となった。その後、10年にオフィス機器、産業機器を手がけるマックスの子会社となり、13年に上場廃止している。

介護保険請求ソフト、ケア総合記録ソフト等の介護関連のソフトに力を入れている**エヌ・デーソフトウェア**は06年に公開している。同じく介護関連ソフトに注力するワイズマン（本社・盛岡市）は04年に公開したが、14年にマネジメント・バイアウトで上場廃止した。

自宅で生活を続けられない要介護者をどうするか

Point

- ◉利用料金が高い有料老人ホーム。
- ◉求められる街づくりと連携したサービス付き高齢者住宅。

費用がかさむ有料老人ホーム

自宅で生活が続けられなくなった要介護者がまず考えるのは特別養護老人ホームだが、入所待機者が多く、15年から原則、要介護度3以上が対象者となった。

次に頼る高齢者関係の施設としては養護老人ホーム、軽費老人ホーム、有料老人ホーム等がある。この中で養護老人ホーム、軽費老人ホームは設置主体が自治体、あるいは社会福祉法人に限定される。財政上の制約もあり増加は容易でない。

これに対して有料老人ホームは、老人福祉法29条に規定される施設で設置主体に制限はない。このため増加が著しい。施設数は2000年の350から14年には9632と27倍に、定員数は3万7000人から39万人と10倍になった。

施設が急増するなか、質向上と悪質事業者排除のため様々な対策がとられてきた。02年改正で介護居室はすべて個室、11年改正で解約時の入居一時金の返還義務が明記された。さらに自治体が的確な運営指導を行なえるように、厚生労働省は15年3月、「有料老人ホームの設置運営標準指導指針」を打ち出した。

利用者にとってもう1つ問題となるのは費

有料老人ホームとサービス付き高齢者向け住宅の施設数、定員(戸数)の推移

		00年	05年	10年	11年	12年	13年	14年	15年
有料老人ホーム	施設数	350	1,406	4,144	4,640	7,519	8,502	9,632	—
	定員	37,467	96,412	195,972	216,174	315,234	350,990	391,144	—
サービス付き高齢者向け住宅	施設数	—	—	—	301	2,587	4,105	5,070	5,772
	定員	—	—	—	994	77,599	130,447	161,517	187,170

※１）有料老人ホームの12年以降はサービス付き高齢者向けの登録を受けた施設以外
※２）有料老人ホームは各年10月１日現在。サービス付き高齢者向け住宅は各年11月末、ただし15年は10月末
(出所)「社会福祉施設等調査報告」厚生労働省、国土交通省ホームページ

用である。特別養護老人ホームの月額自己負担額が約８万〜13万円程度とすると、有料老人ホームは月額で約20万〜30万円、このほかに入居一時金がかかる場合がある。

サービス付き高齢者住宅の登場

11年４月に改正された「高齢者住まい法」のなかで、サービス付き高齢者住宅（サ高住）が生まれた。従来分類が複雑でわかりにくかった高齢者円滑入居賃貸住宅、高齢者専用賃貸住宅、高齢者向け優良賃貸住宅を一本化し、都道府県知事の登録制度とした。

登録基準は床面積25㎡以上、バリアフリー構造で、少なくとも安否確認サービスと生活相談サービスが提供されることだ。国の建設費補助がつくこともありサ高住は急増、15年10月には５７７２棟・18万７１７０戸に達している。入居一時金がないこと、月額料金は15万〜25万円の価格帯が多いことから、料金的には有料老人ホームよりも利用しやすくなった。

しかし、課題も出てきた。サ高住では介護サービスは入居者が外部の事業者に依頼する。ところが、介護サービスを特定の事業者を使うように誘導する、いわゆる「囲い込み」や過剰サービスの押しつけが指摘されている。介護サービス利用の適正化のほか、空き家等の既存の資源を活用した低廉な利用料の住宅の整備、地域とのつながり強化、地域ケア会議への事業者の参加促進などが課題となっている。

2025年段階における医療・介護費用のシミュレーション

Point

◉2025年の医療・介護費用は90兆円を超える。急性期医療に人材が多く配分される半面、在宅医療も拡大される。

◉財源は消費税4％分必要になる。

25年の医療・介護シミュレーション

社会保障国民会議（注）が2008年に実施したシミュレーションでは、25年の一般病床入院患者数は104万人になるが、これを急性期病床…47万～56万人、亜急性期・回復期等…40万～47万人に配分し、在宅医療（主治医機能）を強化する等の選択と、集中等による改革を実施することの必要性が示された。

次ページ図のように、改革のイメージは「必要医療・介護を確保し、質の高い効率的なサービス実現」だという。そのときの急性期入院医療の平均在院日数は35％短縮（15・5日→10日）され、1病床当たりのリソース（職員）は倍増させる。結果として、単価は約1・8倍になる。この時点（25年）の医療・介護従事者数は、07年から1・7～1・8倍になるとみられている。

25年に90兆円を超える

一方、25年の医療・介護費用は07年の41兆円（GDP比7・9％程度）に対して、現状投影（医療・介護のサービス提供に関する問題点が解決されないまま今後も推移）したケースで85兆円（同10・8～10・9％）程度、「穏やかな改革」と「大胆な改革」で、91兆

改革のイメージ（必要医療・介護を確保し、質の高い効率的なサービス実現）

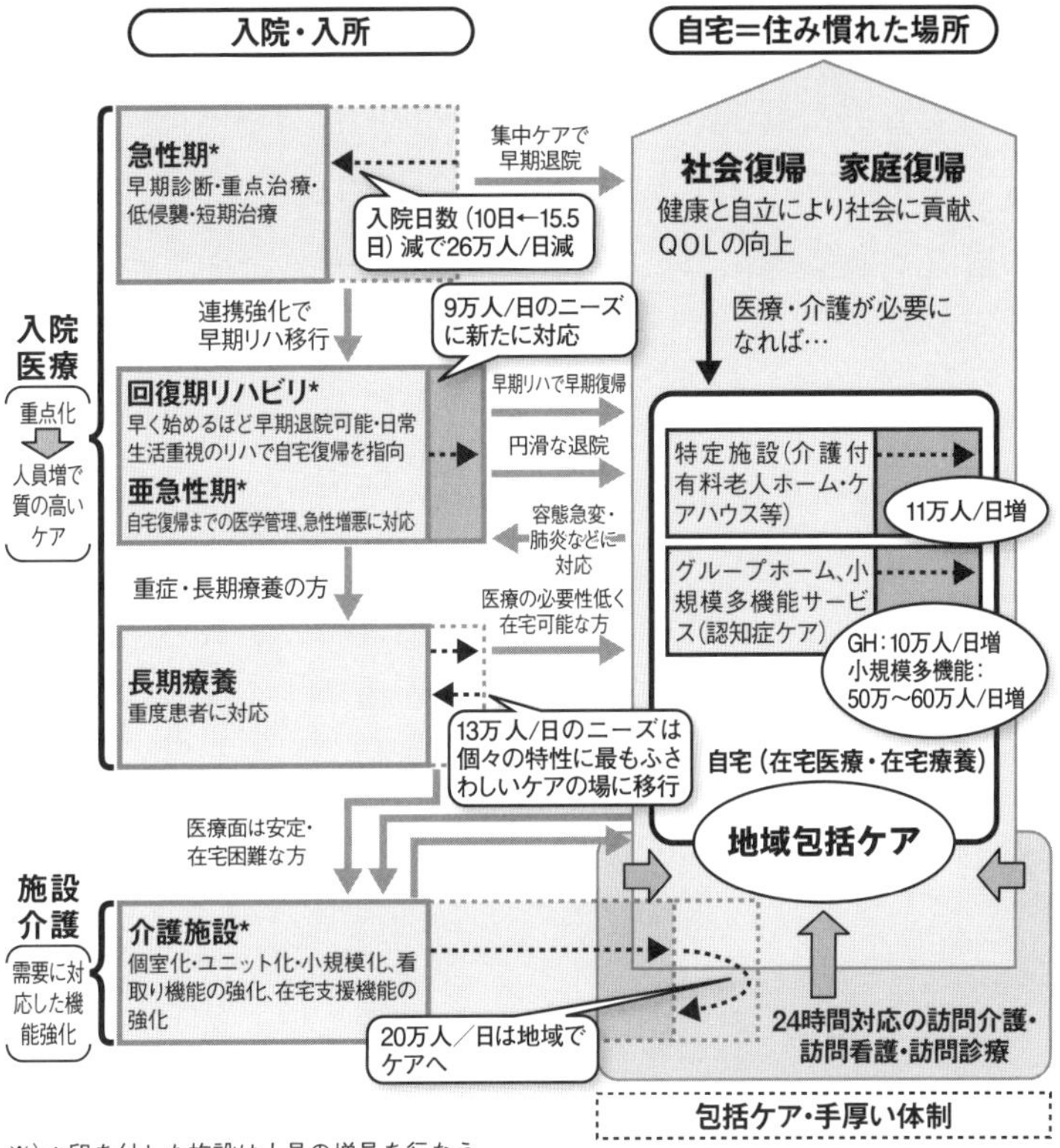

※）＊印を付した施設は人員の増員を行なう
（出所）「社会保障国民会議における検討に資するために行う医療・介護費用のシミュレーション2008年」（本体資料）

〜93兆円（同11・6〜11・9％）、「さらに進んだ改革」では92兆〜94兆円（同11・7〜12・0％）程度と推計している。

この医療・介護費用を賄うには、追加的に約14兆円、消費税率に換算して4％分に相当する公費負担が必要となるという。

（注）社会保障のあるべき姿について、国民にわかりやすく議論を行なうことを目的として、2008年1月25日に閣議決定により、開催が決まったもの。当時の内閣総理大臣は福田康夫。

第 8 章

拡大する医療関連サービス産業

医療関連サービスの業務内容

アウトソーシングが進み成長著しい病院業務代行

Point

◉医療サービスには医療機関だけでなく多くの企業がかかわる。
◉近年、成長しているのは病院業務代行ビジネスを中心とした医療関連サービス産業。

成長目覚しい病院業務代行

病院や診療所での医療サービスが成り立つには、さまざまな医療関連サービスが必要である。医療関連サービスは、大きく以下の2つに分けられる。①「製薬」「医療機器」「医療用具」などの伝統的な産業と、②「病院向けリネンサプライ」「臨床検査」「病院給食」など比較的新しい病院業務代行ビジネスである。

近年、成長著しいのは病院業務代行ビジネスだ。もともと病院内で行なわれていた業務を外部の専門企業が受託して行なう業務で、1960年代から、「病院向けリネンサプライ」と「院内清掃」などが始まった。65年頃から盛んになったのが「臨床検査」。その後、85年頃から広まったのが「滅菌代行」と「病院給食」、さらに80年代後半から医療事務代行が普及している。

これらの業務と性格は異にするが、厚生労働省の医・薬分離の方針のもと、90年代から伸びているのが調剤薬局である。

このほか、「医療用ガス供給設備の保守点検」「医療機器保守点検」「院内物品管理」など、医療関連サービスの内容も拡大してきている。

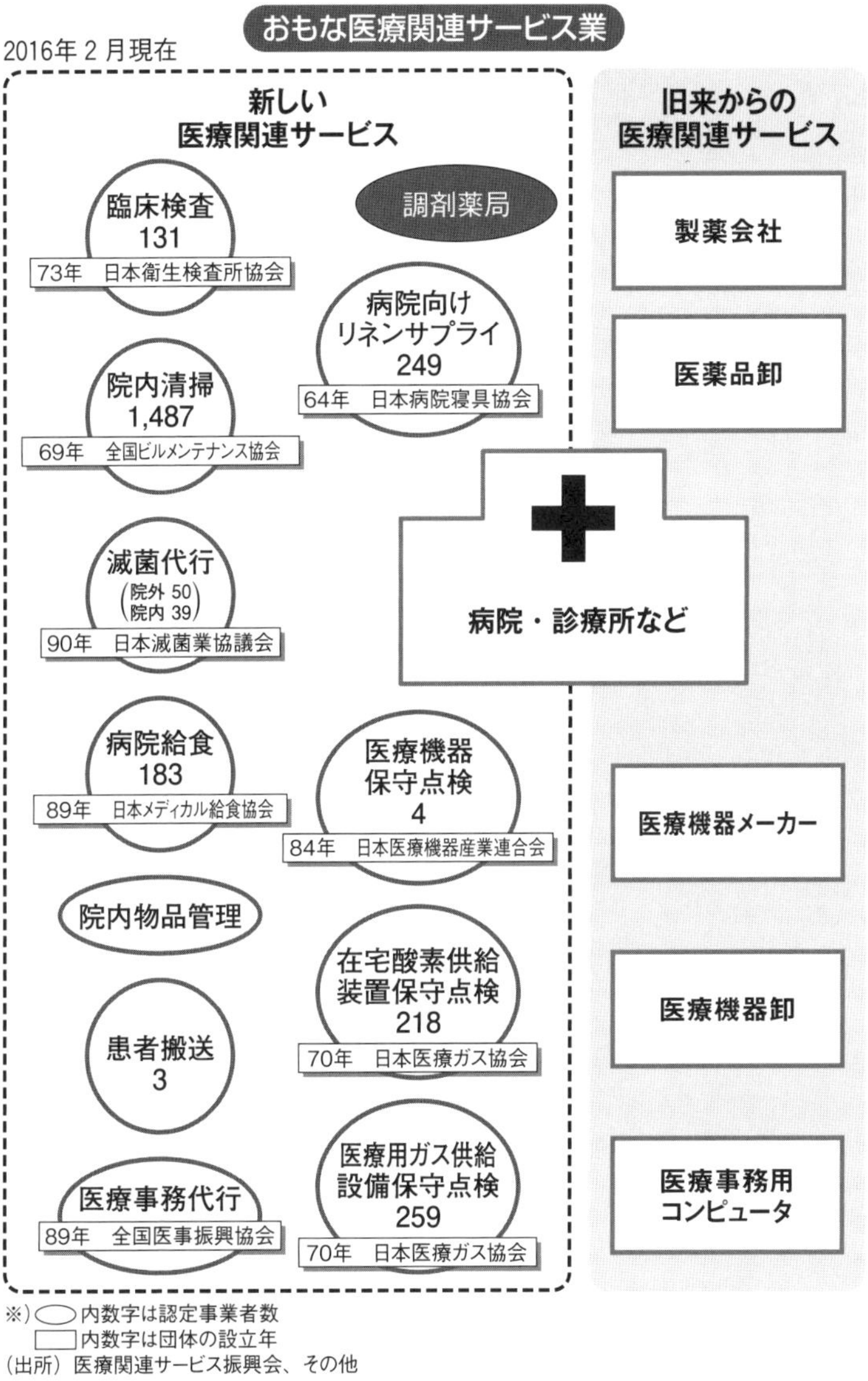
おもな医療関連サービス業
2016年２月現在
新しい
医療関連サービス
臨床検査
131
73年　日本衛生検査所協会
調剤薬局
病院向け
リネンサプライ
249
64年　日本病院寝具協会
院内清掃
1,487
69年　全国ビルメンテナンス協会
滅菌代行
（院外 50
院内 39）
90年　日本滅菌業協議会
病院・診療所など
病院給食
183
89年　日本メディカル給食協会
医療機器
保守点検
4
84年　日本医療機器産業連合会
院内物品管理
在宅酸素供給
装置保守点検
218
70年　日本医療ガス協会
患者搬送
3
医療事務代行
89年　全国医事振興協会
医療用ガス供給
設備保守点検
259
70年　日本医療ガス協会
旧来からの
医療関連サービス
製薬会社
医薬品卸
医療機器メーカー
医療機器卸
医療事務用
コンピュータ
※）楕円内数字は認定事業者数
四角内数字は団体の設立年
（出所）医療関連サービス振興会、その他

医療関連サービスが注目された理由

医療関連サービスが注目を集めるようになった要因は3つあげられる。

第1は医療機関の経営の悪化である。医療機関の収入は患者数に単価を掛け合わせたものが基本だった。単価は診療報酬点数で規定されており、患者数は、人口減少、受療率が成熟して横ばいという状況で、大きな伸びは期待できない。となると、支出に目を向けるしかない。

医業費用の中で最大項目は人件費で、約半分を占める。この人件費を業務の外部化により削減しようとする動きだ。

第2が、医師、看護師等を種々の雑多な業務から解放するためだ。病院には多くの専門職が働いている。給与水準は一般的には高いので、雑務は避けさせたい。外部企業を活用すれば医師、看護師等の専門職は本来の仕事に専念させることができる。

第3が、診療以外の医療機関の仕事にも専門性が求められるようになってきたことである。たとえば、1つひとつの病院が院内でそれぞれ滅菌作業を行なうより、外部の滅菌センターでまとめて業務をこなすといったように、外部の専門家の力を借りたほうが業務の効率が上がる。そのうえ、サービスの質が向上して、患者にも喜ばれるといった業務も出てきた。

医療機関としては経営戦略上、どの業務を外部委託するか、どの業務は内部で行なうのか、各機関の目指す方向性や地域での位置づけを考えて、医療関連サービスを上手に利用することが重要になっている。

また、委託先選定の基本条件は納期、品質、コストの3つだが、品質は数値化しにくい。医療機関、事業者が協力して考えることが必要だ。

関連規定と委託率推移

外部委託基準をクリアしたさまざまな医療関連サービス

Point
◉病院向けリネンサプライ、医療廃棄物処理、臨床検査をはじめ、医療機関による医療関連サービスへの外部委託は着実に進んでいる。

外部委託の基準

医療関連サービスが拡大するなか、厚生労働省は医療水準、衛生水準の確保を図るため1993年の医療法改正で、「診療等に著しい影響を与える業務」の外部委託の基準を定めた。

現在、同法15条の2に定められている業務は以下の8業務である。「検体検査（臨床検査）」「医療用具等の滅菌消毒」「病院における患者給食（病院給食）」「患者搬送」「医療機器の保守点検」「医療ガス供給設備の保守点検」「寝具類の洗濯（病院向けリネンサプライ）」「院内清掃」となる。

財団法人医療関連サービス振興会では、医療機関が委託先の企業を選定する際の参考になるよう、医療関連サービスマーク制度をつくった。サービスマークの対象は、医療法で定めている8業務。このうち、「医療機器の保守点検」は、「在宅酸素療法における酸素供給装置の保守点検」と「医療機器の保守点検」に、「医療用具等の滅菌消毒」は、「院内における滅菌消毒」と「院外滅菌消毒」に分けて認定基準がある。したがって、対象は10業務となっている。

認定事業者は総数2623社（16年2月現

在）。この内訳は、「院内清掃業務」が１４８7社と5割強を占める。次いで、「医療用ガス供給設備の保守点検業務」２５９社、「寝具類洗濯」２４９社、「在宅酸素療法における酸素供給装置の保守点検業務」２１８社と続く。

同会が運営する医療関連サービスの事業者検索サイト「医療関連サービスＮＡＶＩ」では、認定制度対象を含む12業務の事業者情報が公開されている。登録は医療関連サービスマーク制度、ＩＳＯ９０００シリーズ、業界団体基準等の一定の品質基準を満たしていることが条件だ。16年3月現在１９５社が掲載されている。

外部委託率の推移

医療関連サービス振興会では、3年ごとに実態調査を行なっている。15年の調査では、16種類の業務が対象となった。

調査結果をみると、外部委託は着実に進展している。外部委託率が90％を超えている業務は、「病院向けリネンサプライ」「医療廃棄物処理」「臨床検査」「医療用ガス供給設備保守点検」の4つ。ほぼすべての医療機関が利用し、成熟期を迎えているサービスといえよう。

次に委託率が高いのが、「院内清掃」「院内医療機器保守点検」で、ほぼ8割の医療機関で利用されているサービスだ。

第3のグループが、「病院給食」「在宅酸素供給装置保守点検」「院内情報コンピュータシステム」となる。アメニティ（快適化）志向の高まりから病院給食の進展は目覚しい。91年の19・9％から、15年は70・3％と3・5倍の伸びだ。

さらに「医療事務」「滅菌・消毒」「院内物品管理」などが続く。「院内物品管理」は水準自体は低いが、15年は25・3％と、94年の6・5倍に拡大している。

医療関連サービス委託率の推移

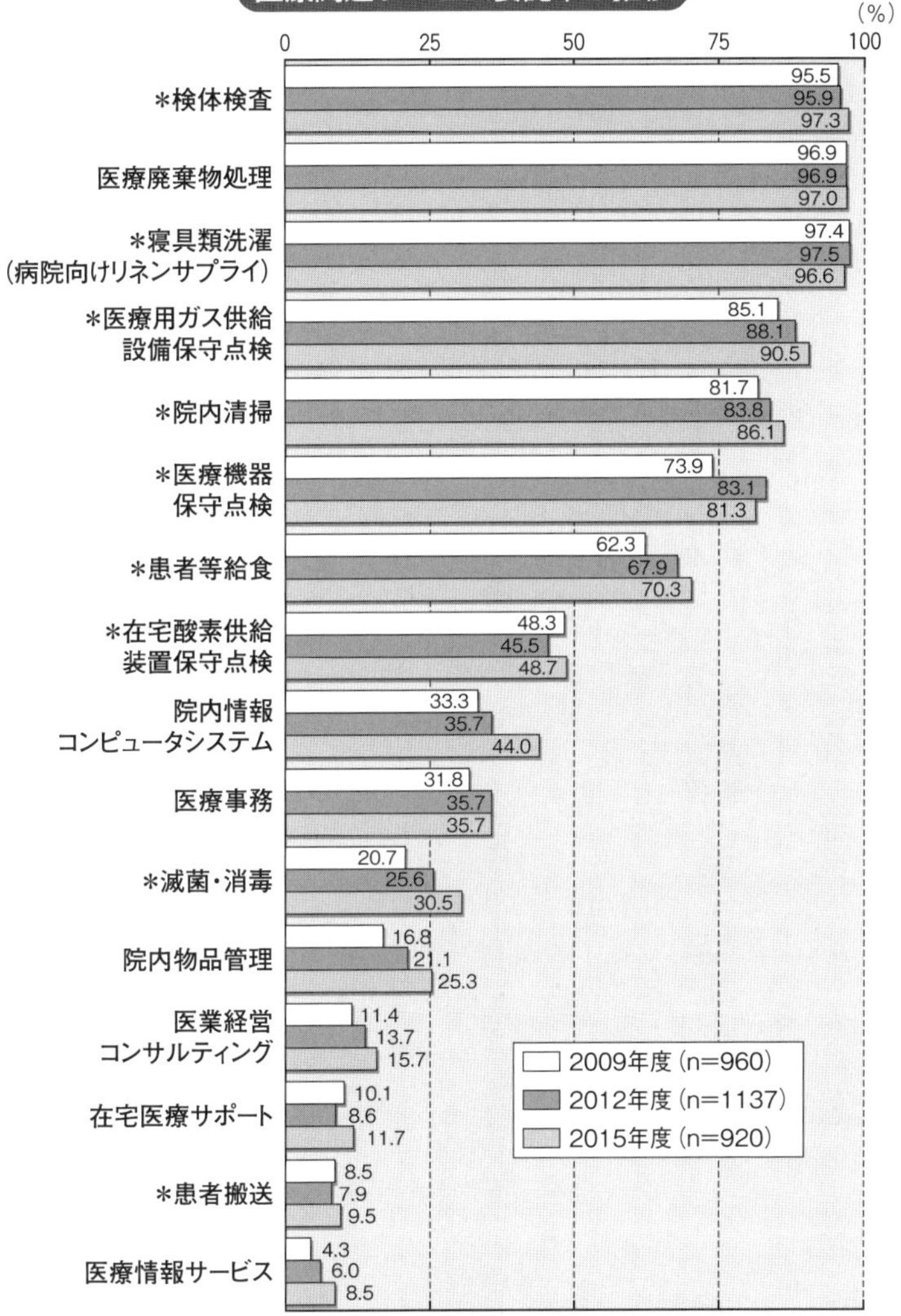

※) サービス名の＊は医療関連サービスマーク認定サービスであることを示す
(出所)「2015年度医療関連サービス実態調査報告書」医療関連サービス振興会

病院向けリネンサプライ

比較的、歴史の古いビジネスで全国の主要都市で展開

Point

◉病院向けリネンサプライは医療関連サービスの中では比較的歴史が古い。
◉病院向けは成熟し、近年は介護施設の需要が伸びている。

米国から導入されたビジネス

リネンサプライとは繊維製品を貸与し、使用後に回収、洗濯、補修して、繰り返して供与するリース業務と、クリーニング業務を組み合わせた業態である。

戦後1950年代に米国から導入され、ホテル・ブームとともに拡大してきた。病院向けリネンサプライは厚生労働省の基準寝具制度が58年に定められ、60年代から広まった。

この制度は、患者の療養に必要な寝具類（布団、毛布、包布、シーツ、枕カバーなど）を整備し、洗濯、消毒、修理等が適切に行なわれている施設に保険加算を認めるというものだ。当初は病院が直接行なうものとされたが、62年に業務の外部委託が認められた。

現在、病院向けとホテル向けがリネンサプライ市場の二大分野。ただし衛生面から、病院向けとそれ以外（ホテル、飲食店、鉄道向け等）のリネンサプライは、クリーニング工場を別にすることが義務づけられている。

全国主要都市で展開

リネンサプライ業は、病院等へ頻繁に寝具類の搬送を行なう必要がある。物流コストを勘案して顧客の近くに工場が立地しているほ

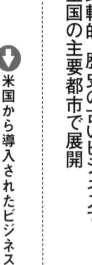

words **【病院向けリネンサプライの診療報酬点数】** 2000年に、それまでの基準寝具個別の点数から、入院基本料、病院寝具、看護料、医学管理料などすべてが含まれる点数体系に変更された。

うがよい。このため、全国主要都市で展開されている。

主要企業がほとんど加盟している業界団体、日本病院寝具協会の会員企業数は146社（16年3月現在）。業界トップ企業は**ワタキューセイモア**（京都市）だ。同社は病院寝具業務の外部委託が認められると同時に、病院向けリネンサプライを事業の中心に据え、発展してきた。業界シェア3割弱を占めるとみられる。

中部地区を中心に展開する**トーカイ**（岐阜市）は88年に名証に上場し、この業界では数少ない株式公開企業だ。

そのほかの有力企業としては、**小山**（奈良市）、**小山商会**（仙台市）、**柴橋商会**（横浜市）、**東基**（東京）などがあげられる。

病院寝具に関しては9割近くの病院が利用しており、すでに成熟している。寝具のほかに、患者の病衣、医師、看護師のメディカルウェアのリネンサプライも進んでいる。

近年は、介護施設の需要が伸びており、受託病床数の約4割を占める。

病院向けリネンサプライの受託病床数（2015年6月）

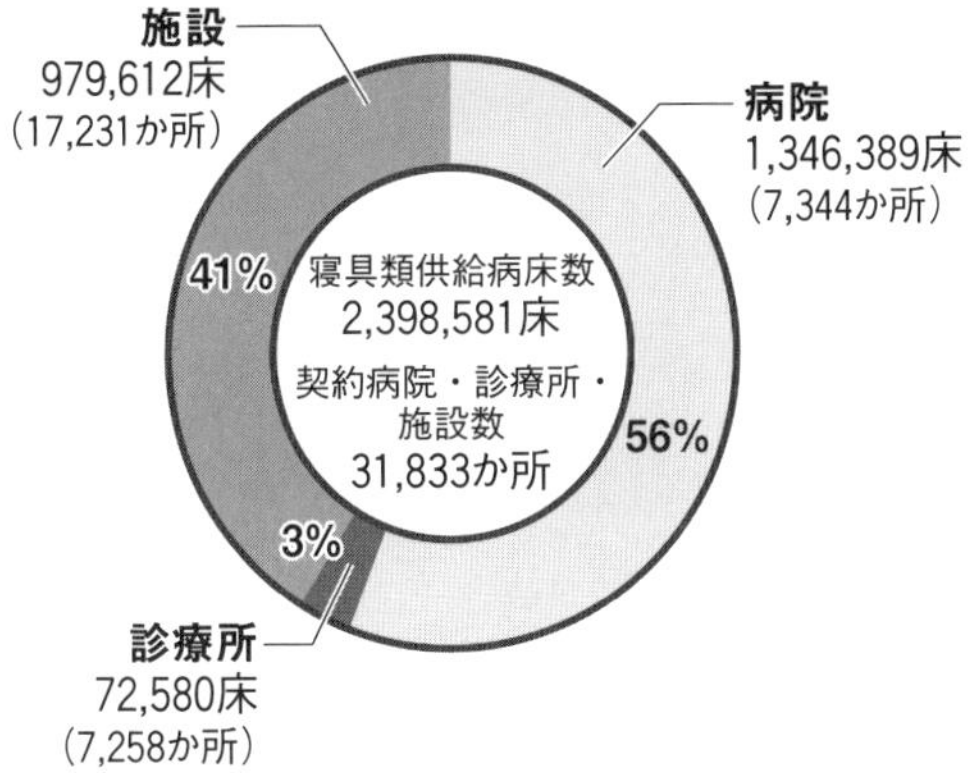

※）施設とは特別養護老人ホーム、老人保健施設など
（出所）日本病院寝具協会

病院給食

「早い、冷たい、まずい」を改善して患者のアメニティ向上に貢献

Point

◉外部委託が認可された1986年以降、市場は順調に拡大、アメニティの向上に貢献している。
◉今後は介護施設も含めた成長が予想される。

特定多数の患者が顧客

給食事業は外食産業の一分野である。しかし、一般のレストランなどが不特定多数の顧客を対象とするのに対して、給食事業は特定多数が対象で安定性がある。給食事業は「学校給食」「事業所給食」「病院給食」の3つに分けられる。

学校給食、事業所給食は1日に昼食だけというケースが多く、休日もあるので稼働率が下がる。一方、病院給食は1日3食、年中無休。設備稼働率は圧倒的に高い。最も大きな違いは、病院給食の顧客が健常者でなく、患者という点だ。患者の病気の回復度合、アレルギーの状況など、きめ細かい配慮が必要になる。このためには、食品トレーサビリティのシステムを導入することも、他の食品産業と同様に重要な課題だ。

外部委託の進展と質の改善

過去、病院給食の三悪ということがいわれた。「早い、冷たい、まずい」だ。「材料の購入」「準備」「調理」「盛付けと配膳」「後片付け」「下膳と洗浄」を1日3回繰り返すのだから、病床数300の病院ともなると、給食は大変な作業である。スタッフの帰宅時間が

words　**【食品トレーサビリティシステム】**　食品の取扱い記録を残すことで食品の移動を把握するしくみ。事故発生時の該当製品回収、原因究明に役立つ。ＢＳＥの発生、偽装表示事件などを受け、食品の安全確保のため強化が求められる。農林水産省では「食品トレーサビリティ導入の手引き2007年改訂版」を発表している。

遅くならないよう早めに配膳するため、つくり置きするので冷めてしまう。また、さまざまな症状の患者に無難なように味付けも平淡となる。これでは患者が満足する食事は期待できない。

しかし、１９８６年の医療法改正で、最終管理責任は病院にあるものの、給食を外部の専門企業に委託できるようになり、病院給食の質も改善が進んでいる。90年代半ばには20％程度であった外部委託率は15年には70・3％（医療関連サービス振興会調べ）と順調に拡大してきた。

また最近は、介護施設の給食にも外部委託が広がっている。医療施設、介護施設を合わせて、外部委託の市場規模は約７０００億円と推定される。

トップ企業は日清医療食品

病院給食の業界団体として、日本メディカル給食協会がある。会員数は２２４社（15年8月現在）。大手企業は、エームサービス以外はほぼ加入している。

業界トップ企業は**日清医療食品**で受託病床数の約4分の1を占める。

次のクラスが**エームサービス**（親会社三井物産、アラマーク・米国）、**富士産業**、**シダックス**（ジャスダック）、**メフォス**（エームサービス子会社）などの企業だ。富士産業、メフォスは病院給食が主体だが、エームサービス、シダックスは事業所給食が主業務だ。

会員全体の受託病床数は15年3月で１２０万床を超える。00年と比べるとほぼ倍増だ。内訳は病院51・6％、特別養護老人ホーム等33・1％、介護老人保健施設13・7％だ。

今後、病床等の削減が見込まれるのはマイナス要因だが、介護施設の増加はプラスとなるだろう。また、現在遅れている国公立病院の外部委託も進展することが予想される。

医療機関の煩雑な仕事を請け負い市場拡大している医療事務代行

Point

◉医療事務代行は、レセプト作成など保険請求業務の代行から窓口業務、病歴管理へと拡大。

◉今後、医師事務作業補助の医療クラーク制度の浸透に期待。

繁雑な保険請求の事務から解放

保険医療機関では、医師のカルテに基づき事務職員が診療報酬明細書（レセプト）を作成するのが一般的だ。支払基金等への請求は、月末締めで翌月10日が提出期限となる。

医療事務代行は１９８０年代後半から盛んになった。レセプト作成などの保険請求業務をはじめとする医事会計、診察窓口の受付業務等、病院の医事課で行なわれる業務の代行をするものだ。

医療関連サービス振興会の調査によると、医療事務の外部委託率は91年の23・１％から15年には35・７％に増加している。

市場規模は、大手企業の売上高から推計すると約１８００億円。診療報酬の請求事務はただでさえ繁雑で、しかも診療報酬点数は２年に一度は改定があるので事務作業量は膨大である。業務に精通した職員を長期間配置できればよいが、公立病院などでは人事異動もあり、そうはいかない事情もある。これが、市場拡大の背景である。

医師事務作業補助など新業務も

開業には大きな資本は必要なく、診療報酬請求に関する知識があればよい。参入企業は

保険診療の内容と医療事務代行

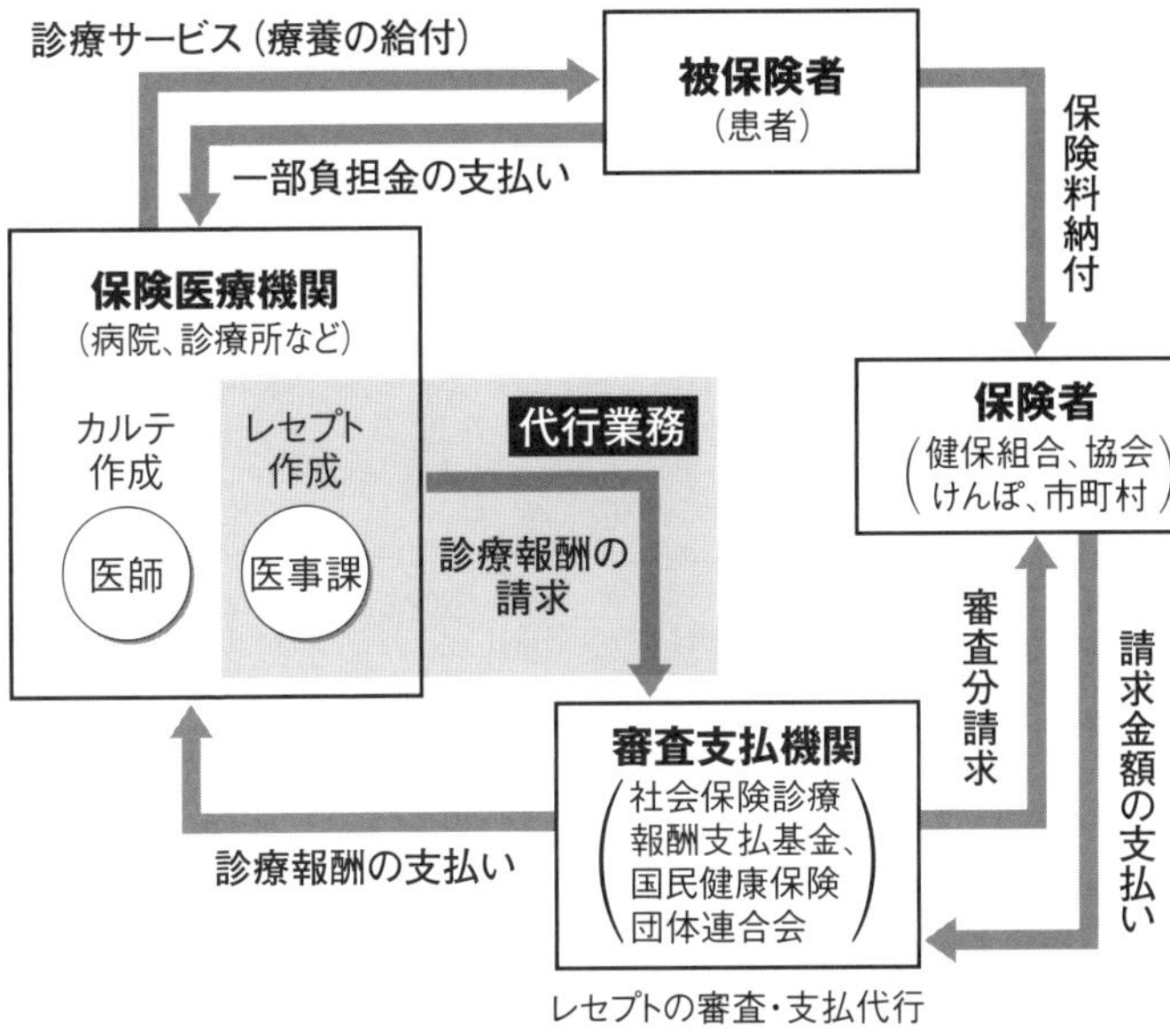

（出所）厚生労働白書をもとに作成

数十社あるとみられる。

大手は**ニチイ学館**と**ソラスト**（旧・日本医療事務センター）の2社で、あわせて業界シェア8割を占める。両社の特徴は、全国の主要都市に要員養成のための教育講座をいち早く開講したことだ。教育部門の売上は全体の1割程度だが、認知度を高め他社の追随を許さない強みとなっている。

また、ニチイ学館は東証に上場している。医療事務代行の先駆者にとどまらず、医療関連サービス全体のリーダー的な存在だ。

新しい分野として、08年の診療報酬改定では、勤務医の負担軽減策として医師事務補助体制加算が導入された。事務補助をする医療クラークがカルテへの入力代行、コンファランスの準備、研究・調査のサポートなどを担う。届出要件は、一般病床の入院患者数が基準となるなど厳しいが、もっと柔軟に運用できれば利用病院は増えるだろう。

合併・連携が進んだ臨床検査は効率化、検査精度の管理が重要

精度管理が重要な臨床検査

医療機関で症状の原因を調べたり、あるいは治療効果の確認のためなどに行なう臨床検査は、①生理機能検査と、②検体検査に分けられる。

生理機能検査は、心電図、超音波検査、CTなどで患者の身体を直接調べるもの、一方の検体検査は血液や尿など患者の身体から採取した検体を調べるものである。

検体検査は外部委託が可能である。業界では、受託会社を「臨床検査会社」と呼ぶことが多い。もともと検体検査は医療機関の中で行なわれていたが、検査項目や検体数が増加するにつれ、検査会社に委託されるようになった。こうして60年代後半に臨床検査業は成立した。

検査業務の流れは医療機関で採取された検体と検査依頼書の収集から始まる。次に営業所で検体の種類、検査項目等を確認し、検査センターへ搬送する。

ここまでは人手を要する仕事だが、検査センターは多くの自動検査機器が並ぶ装置型産業である。検体を容器に一定量入れる分注作業のあと、検査種類別に仕分けをして検査を行なう。一連の作業はシステム化されてお

Point

◉臨床検査業の大手企業は事業拡大を図り、ノウハウを活かせる食品検査、環境検査などに進出、さらに海外事業も展開している。

words　**【遺伝子関連検査】** 遺伝子、ＤＮＡ、ＲＮＡ、染色体などの遺伝情報を診断に用いる場合の総称。一生変化しない遺伝学的情報を明らかにする遺伝学的検査、病状とともに変化する一時的な遺伝学情報を明らかにする検査、感染症のＤＮＡ検査などヒト以外の遺伝学的情報を明らかにする検査がある。

り、コンピュータ管理されている。

大手のセンターでは1日に処理するデータ量は十数万検体になるが、顧客の信頼を得るためには、何よりも検査精度の管理が重要になる。

市場規模は約4500億円とみられる。これまで診療報酬点数の引下げが続いてきたが、「特定健診・特定保健指導」（22ページ参照）はプラス材料だ。

また、保険適用の検査はまだ少ないが、遺伝子検査も徐々に広まってきている。この分野で圧倒的に多いのは感染症遺伝子検査である。

合併・連携で業界大手は3社に

検体検査を行なう衛生検査所は、日本衛生検査所協会への登録が義務づけられ、15年5月現在、検査所数は902。近年、業界内の競争が激しくなり、中堅、中小企業の単独での生き残りは難しく、合併・連携が進んでいる。また、業界を超えて隣接の医療関連サービス企業と合併するケースも出てきている。

業界最大手は、みらかホールディングス（東証）傘下の**エスアールエル**。同じみらかホールディングスのグループ企業として、臨床検査薬製造の**富士レビオ**と、滅菌代行の**日本ステリ**がある。

業界第2位は**ビー・エム・エル**（東証）。検査所の自動化を徹底させ、顧客として診療所を多く抱えている。また、診療所向け電子カルテ事業も推進している。

非公開なので正確な売上高はわからないが、業界第3位とみられるのが**LSIメディエンス**（旧・三菱化学メディエンス）。同社は臨床検査のほかに食品検査、スポーツ選手のドーピング検査も手がけている。

このほか、公開企業としては**ファルコバイオシステムズ**、**札幌臨床検査センター**がある。

滅菌・消毒代行

システム化によって安全対策と医療機関の経営効率に貢献する滅菌代行

Point

◉滅菌代行とは病院の中央材料室で行なわれる滅菌業務を請け負うもの。
◉医療機関は投資負担の軽減、省スペースのメリットがある。

外部委託のメリット

滅菌・消毒業務代行とは、医療機関で繰返し使用されるメス、注射筒などの医療器具の滅菌、消毒を代行する業務だ。病院内の中央滅菌材料室で行なっていた滅菌・消毒業務の代行から、最近では、手術室の医療用具の片づけ回収・滅菌後の用具を手術室にセットするなど業務の範囲が広がっており、看護師等の業務負担を軽減している。

安全対策の面からも、病院内の人、あるいは物の動線の考慮も必要だ。さらに、病院内の物流管理も合わせて考えてほしいという依頼も出てきている。

外部委託率は医療関連サービス振興会の調査によると、91年の14・3%から徐々に増加し、15年で30・5%。市場規模は約300億円と推定される。外部委託をすると、医療機関は設備投資負担が減る。通常300床規模の病院が滅菌・消毒設備を設けると数億円はかかる。しかもフル稼働するとは限らない。また、スペースの節約効果も大きい。

受託は病院の新築あるいは増改築がよい機会だ。滅菌代行センターは、医療機関へのサービスと物流経費を考えると、医療機関から1、2時間程度の近隣に設けられるケースが多い。

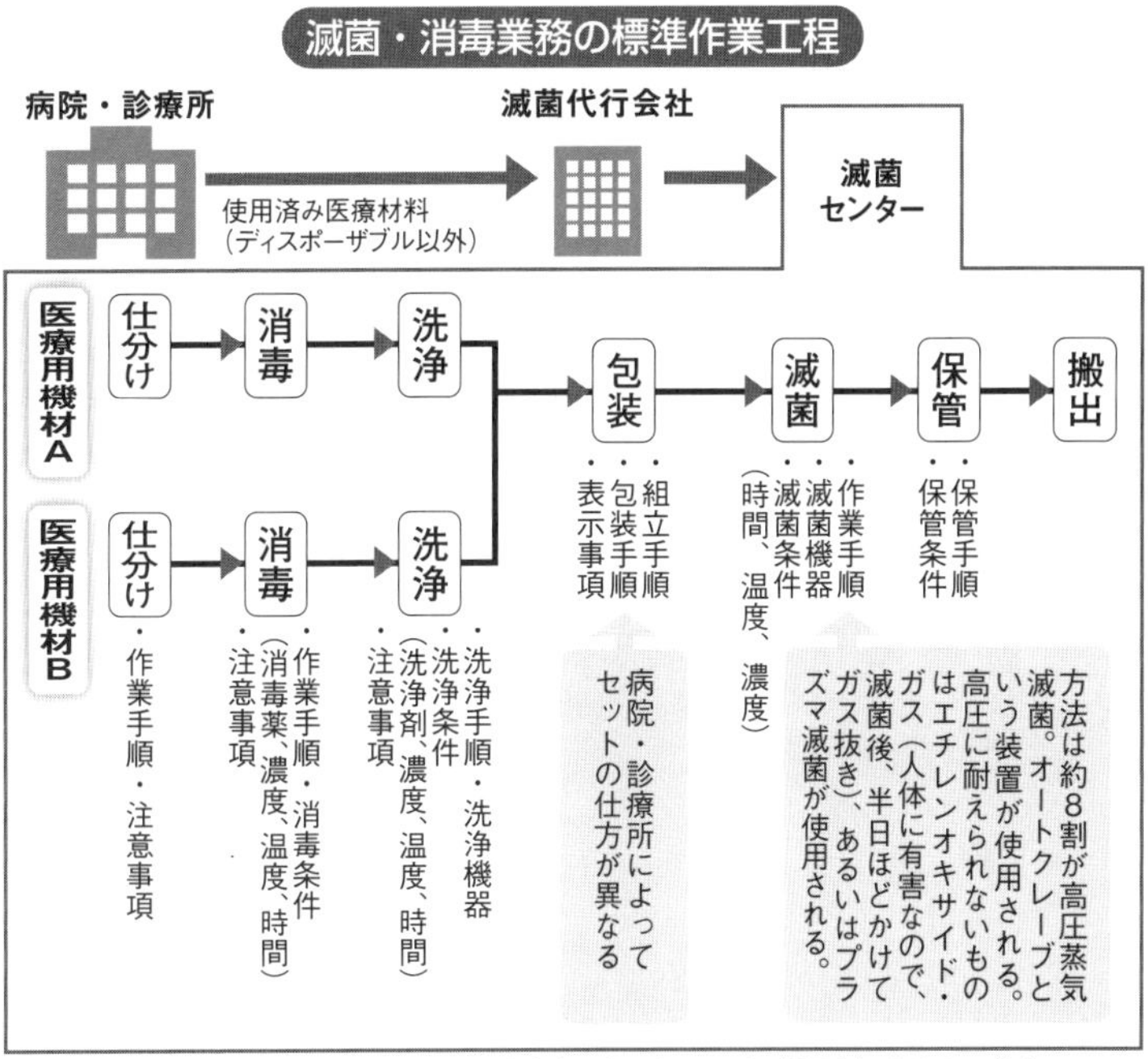

(出所)「医療関連サービスマーク制度要綱集」(医療関連サービス振興会)をもとに作成

業界の主力は2社に

日本滅菌業協議会は90年に設立。ほぼ全国の滅菌代行会社が参加する。うち、自社滅菌センターを保有するのは23事業者・40施設。

業界の大手は**鴻池メディカル**と**日本ステリ**である。鴻池メディカルは物流企業・鴻池運輸の子会社で、94年に設立。業界の草分け的存在であったメディカル・システム・サービスを07年に合併した。一方、87年に業界で2番目に設立された日本ステリは、臨床検査の大手**みらかホールディングス**の傘下に入った。

新規市場には、学童健診器具滅菌事業がある。学校健診で使用される耳鏡、鼻鏡等の医療用具の滅菌だ。従来、学校単位で保管していたが教育委員会での一括所有・保管に。医療材料の数量も減らせるメリットがある。

また、消防署で使用される酸素マスク等の滅菌消毒と週2日ごとの点検業務も出てきた。

院内清掃

参入が容易で主業務とする企業は少ないが、特別なノウハウ・配慮が必要

Point

◉院内清掃は初期投資もあまりいらず、参入は容易。
◉医療機関の要請に応えるには、感染防止等の安全対策のノウハウが要求される。

ビルメンテナンスの一部門

ビルメンテナンスの対象となる顧客は、オフィスビルをはじめ商業ビル、医療機関等と幅広い。業務内容も清掃、設備管理、保安警備から受付業務へと広がっている。

業界団体は1969年に設立された全国ビルメンテナンス協会があるが、事務所ビルを含めたビル全体が対象であり、院内清掃に特化した団体はない。

ビルメンテナンス業は開業に際して大きな設備は必要とされず、多額の資本も要しない。このため参入は容易で、中小企業が多い。

特別なノウハウが必要

院内清掃が事務所ビル、商業ビル等の清掃と大きく異なるのは、病院内の区域（ゾーニング）に配慮した作業が必要になることだ。病院内は手術室のような清潔区域、あるいは細菌検査室のような汚染管理区域といったようにゾーニングがされている。当然ながら、汚染管理区域で使用した用具を清潔区域で使用することはできない。

また、作業動線にも配慮し、汚染の拡散防止に留意しなければならない。院内清掃企業は標準作業書を準備し、区域ごとの作業方法

清浄度による病院内のゾーニング（例示）

清浄度クラス	名称	摘要	該当室（代表例）
I	高度清潔区域	層流方式による高度な清浄度が要求される区域	バイオクリーン手術室
II	清潔区域	必ずしも層流方式でなくてもよいが、Iに次いで高度な清浄度が要求される区域	一般手術室
III	準清潔区域	IIよりもやや清浄度を下げてもよいが、一般区域よりも高度な清浄度が要求される区域	未熟児室／血管造影室／手術手洗いコーナー／ICU／分娩室
IV	一般清潔区域	原則として開創状態でない患者が在室する一般的な区域	一般病室／新生児室／人工透析室／診察室／救急外来(処置、診察)／待合室／X線撮影室／調剤室、製剤室
V	汚染管理区域	有害物質を扱ったり、感染性物質が発生する室で、室外への漏出防止のため、陰圧を維持する区域	放射線管理区域諸室／細菌検査室／隔離診察室／感染症用隔離病室／内視鏡室(気管支)／解剖室
	拡散防止区域	不快な臭気や粉塵などが発生する室で、室外への拡散を防止するため陰圧を維持する区域	患者用便所／使用済みリネン室／汚物処理室／霊安室

（出所）「病院空調設備の設計・管理指針2004年版」日本医療福祉設備協会

を記載する必要がある。このほか、清掃作業の際には入院患者への配慮が必要だ。落下菌の問題もあるので、ベッドサイドの機器まわり、カーテンレールなど高所のほこりも取り除く必要があるなど、さまざまな特別なノウハウが必要になる。

数少ない院内清掃専門企業

院内清掃の外部委託率は15年で86・1％に達している（医療関連サービス振興会調査）。医療関連サービスマーク認定事業者数も1400社を超える。しかし、院内清掃業務を主業務とする企業は少ない。

このようななか、院内清掃に特化した企業が**ホシカワ**（本社・千代田区）だ。同社は順天堂医院の信頼を受けて成長。空中浮遊の細菌数の検査も独自の基準を設けて実施するなど、病院の現場にあった緻密な業務を心掛けている。

廃棄物処理は地域への影響が大きく安全性など質の向上に力を注ぐ必要がある

Point

◉医療廃棄物処理は環境に与える影響を考えると、地域全体で取り組むべき課題。
◉東京都の医療廃棄物適正処理管理システムは先駆的な事例。

取扱いが大変な感染性廃棄物

一般的に、医療行為から生じる廃棄物を「医療廃棄物」と呼ぶが、法律用語ではない。廃棄物処理法では医療機関から排出される廃棄物は、①感染性廃棄物、②非感染性廃棄物、③紙くず等の一般廃棄物に分類される。

感染性廃棄物とは廃棄物処理法で定められた特定管理廃棄物の1つで、医療機関から生じ、人が感染し、もしくは感染する病原体が含まれ、もしくは付着している廃棄物、またはこの恐れがある廃棄物とされる。環境省の感染性廃棄物処理マニュアル（2012年）では、次のような判断基準が定められている。

①**形状**…血液、体液、病理廃棄物等
②**排出場所**…感染症病棟、手術室、緊急外来室等で治療、検査のあとに排出されたもの
③**感染症の種類**…定められた感染症の治療、検査のあとに排出されたもの、医療機材等

医療機関は廃棄物の最終処理まで責任を負い、自ら処理するか、認可を受けた産業廃棄物処理会社に処理を委託する必要がある。

医療関連サービス振興会の調査では、医療廃棄物処理の外部委託率は15年で97・0％。ほとんどの医療機関が利用している。

医療廃棄物適正管理処理システム

【医師会事業スキーム図】

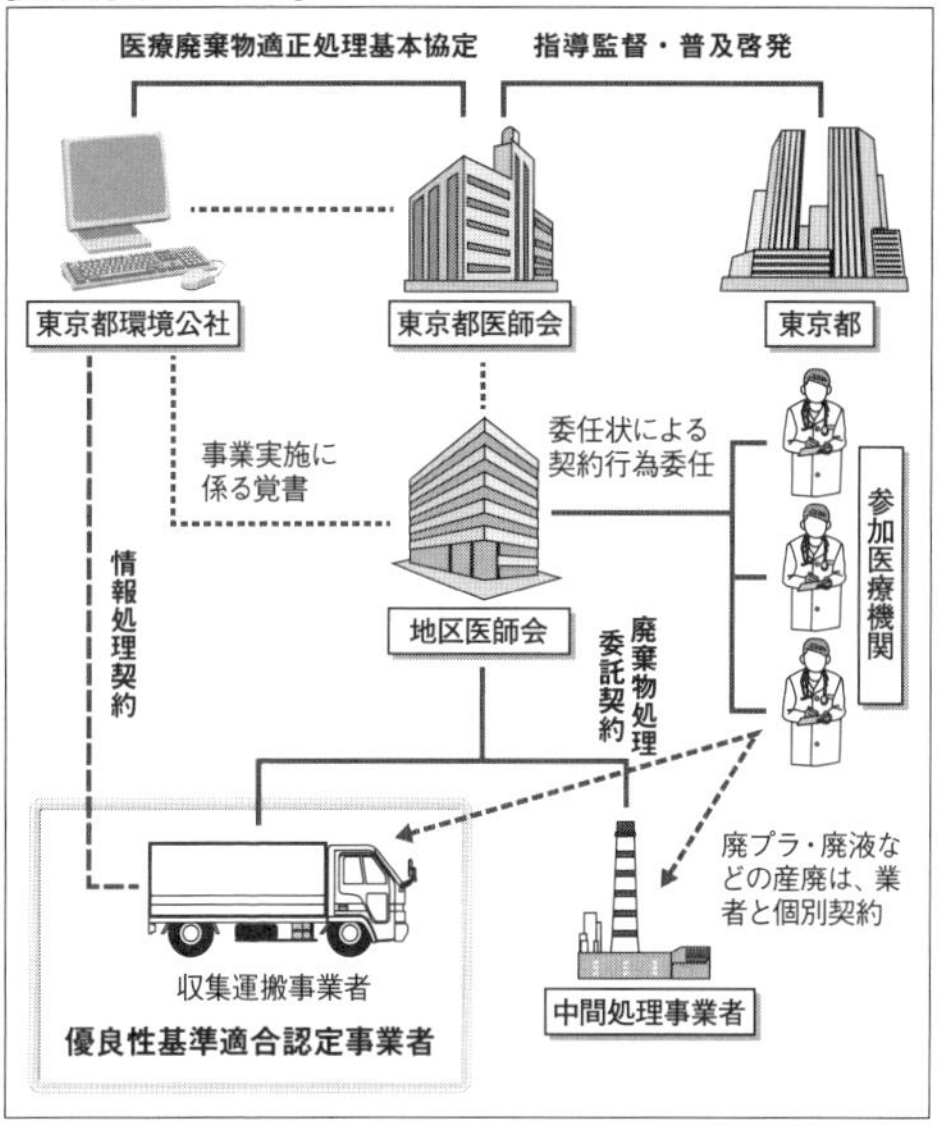

（出所）東京都環境公社

都の医療廃棄物適正処理管理システム

感染性廃棄物は有害性が高く、万が一、不法投棄された場合は影響が大きい。このため東京都では03年、全国に先駆けて感染性廃棄物の個別追跡システムを導入した。東京都医師会、東京産業廃棄物協会、東京環境整備公社の三者が一体となった取組みだ。

05年には、同様のシステムを病院にも導入した。さらに13年4月からは一層の利用拡大を図るため、電子マニフェストと東京都優良性基準適合認定制度を組み合わせた方法を加えて、医療廃棄物適正処理管理システムを再スタートさせた。

医療機関は、以下の3種類のメニューから選択できる。

①電子マニフェスト＋優良認定事業者方式（おもに排出個数の少ない診療所等で導入）

②電子マニフェスト＋個別追跡管理（おもに民間病院等で導入）

③電子マニフェスト＋個別追跡＋重量管理（おもに都立病院等で導入）

現在、都内46の地区医師会のうち22地区医師会が参加し、約千の診療所が導入している。また50の病院が参加している。

高齢社会の中で今後、期待が高まる移送サービス

Point

◉通院・通所、買い物など高齢者の暮らしに欠かせないサービス。
◉事業の採算性を含めて期待されるのがユニバーサルデザイン・タクシーである。

追い風となるかバリアフリー新法

日本自動車工業会の発表によると、2014年度の福祉車両の販売は4万7000台。98年の1万6000台と比べ、約3倍の増加だ。

福祉車両には、車いす対応車、昇降シート車、回転シート車などがある。車両の国内販売が伸び悩むなか、需要は底堅い。ユーザーが自分で改造したものを含めると、実態はもっと多いと思われる。06年12月に「高齢者、障害者等の移動等の円滑化の促進に関する法律」（バリアフリー新法）が施行された。それまでの交通バリアフリー法と建物に関するハートビル法が一緒になったものだ。この法律に基づいて、2020年までのバリアフリー化の達成目標が定められている。

旅客施設は、段差の解消、障害者用トイレの設置等のバリアフリー化など。車両等に関しては、鉄道車両は3万6000台（約50%）をバリアフリー化、バスは3万1000台（約70%）をノンステップバスに、といった具合である。

交通の幹線は円滑化が進むが、枝葉までは行きわたらない。福祉タクシーの目標値は約2万8000台と全車両の約10%にしか過ぎ

words 【バリアフリー新法】 交通関係では旅客施設、車両等のバリアフリー化の目標が定められている。また、建築関係では、病院、福祉施設などの不特定多数、または主として高齢者・障害者が利用する建築物に関して移動円滑化基準が定められている。

ない。高齢者、障害者にとってドア・ツー・ドアの移送サービスは通院、通所や買い物など日常の外出に欠かせない手段である。

ユニバーサルデザイン・タクシー

98年に東京でスタートしたユニバーサルデザイン・タクシーは、車いすに乗ったまま利用できるワンボックス車のタクシーだ。料金は一般のタクシーと同じである。

特徴は以下のとおりだ。

①車いすに乗ったまま車の後部からスロープあるいは電動リフトで乗り込める

②ワンボックス車なのでスペースが広く、入退院時などに大きな荷物も一緒に持ち込める

③車いすの利用がない場合にはグループで、まとまって移動するのに便利

北海道から九州まで活動エリアは広がってきている。静岡市の**千代田タクシー**はユニバーサルデザイン・タクシーでの顧客の送迎が評価され、市内の7軒の診療所から透析患者合計約600人の送迎サービスを受託している。透析患者は週3回の通院が必要で、交通手段の確保は大きな問題となっている。

また、運転手にガイドヘルパーの資格を取得させ、障害者の支援サービスも行なっている。

ユニバーサルデザイン・タクシー

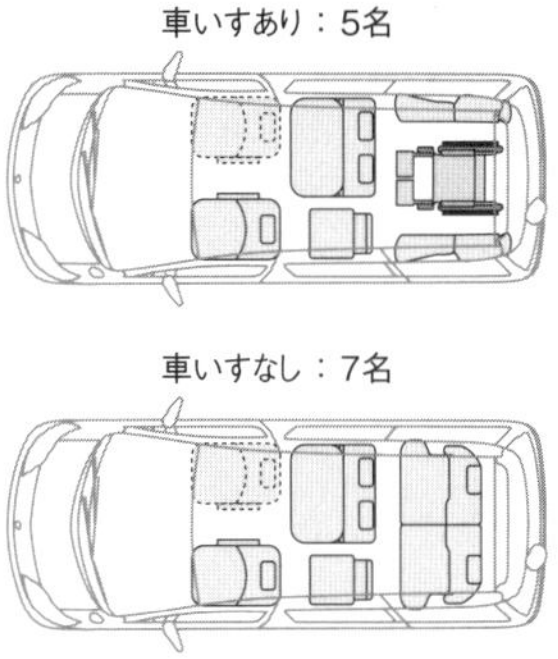

2列目の後部座席を両脇に折りたたむと、空いたスペースに車両の後部からスロープまたは電動リフトを使って車いすごと乗り込める。車いすの利用がないときは、スペースを広く使えるタクシーとして便利。

（出所）千代田タクシー

製薬関連ビジネス

拡大するCROと踊り場を迎えたCSO

Point

◉製薬会社の開発・営業をサポートする企業が業績を拡大。
◉CSO業界の市場は縮小したが単年で今後の動向は判断できない。

〝出す前〟と〝出した後〟の悩み解決

医薬品の開発期間の短縮、新製品発売（上市）後における早期の売上最大化。この2つの課題をクリアできない製薬会社は、新製品開発や新製品販売において競合他社に先を越されることになる。こうした流れを受け、製薬会社をサポートするビジネスが近年、拡大してきた。最も市場が大きいのは、CRO（医薬品開発業務受託会社）だろう。

CRO（Contract Research Organization）は、製薬会社等が行なう臨床試験にかかわる業務を代行・支援する企業のことを指す。CRO協会には30社（正会員17社、賛助会員13社）が加盟しており、なかでも、**シミックグループ**、**イーピーエス**は売上高が400億円を超えており、非上場の**クインタイルズ・トランスナショナル・ジャパン**と**パレクセル・インターナショナル**を含めた4社が「大手」というカテゴリーに分類される。

また、大手CROの多くはCMO（医薬品製造支援）事業、CSO事業（後述）を展開している。

はじめて市場が縮小したCSO業界

CRO事業の好調ぶりとは裏腹に、MRの

派遣をビジネスにしているＣＳＯ（Contract Sales Organization）と呼ばれる医薬品販売業務受託機関の経営は、踊り場を迎えたようだ。

ＣＳＯ協会が16年1月に発表した「国内ＣＳＯ事業に関する実態調査・２０１５年版速報データ」によると、15年10月時点の派遣ＭＲ数は３８３５人で、昨年の４１４８人に比べ７・５％減少した。14年にはじめて４０００人を突破したことで、15年度末には５０００人を超えると期待されていたが、ＭＲ数全体の縮小の流れが大きく影響した。しかし、ＣＳＯ活用企業数は8社増加して過去最高の92社となった。市場は縮小したが、すそ野は広がったという見方もできる。

最近では、新規参入する外資系製薬企業がすべてのＭＲをＣＳＯから供給してもらうだけでなく、営業戦略も含めて外注するといった〝持たざるマーケティング〟を実践する企業も出ていることから、たった1年の縮小だけで、ＣＳＯ業界が低迷期を迎えるとは言い切れない。

ＣＲＯの事業範囲

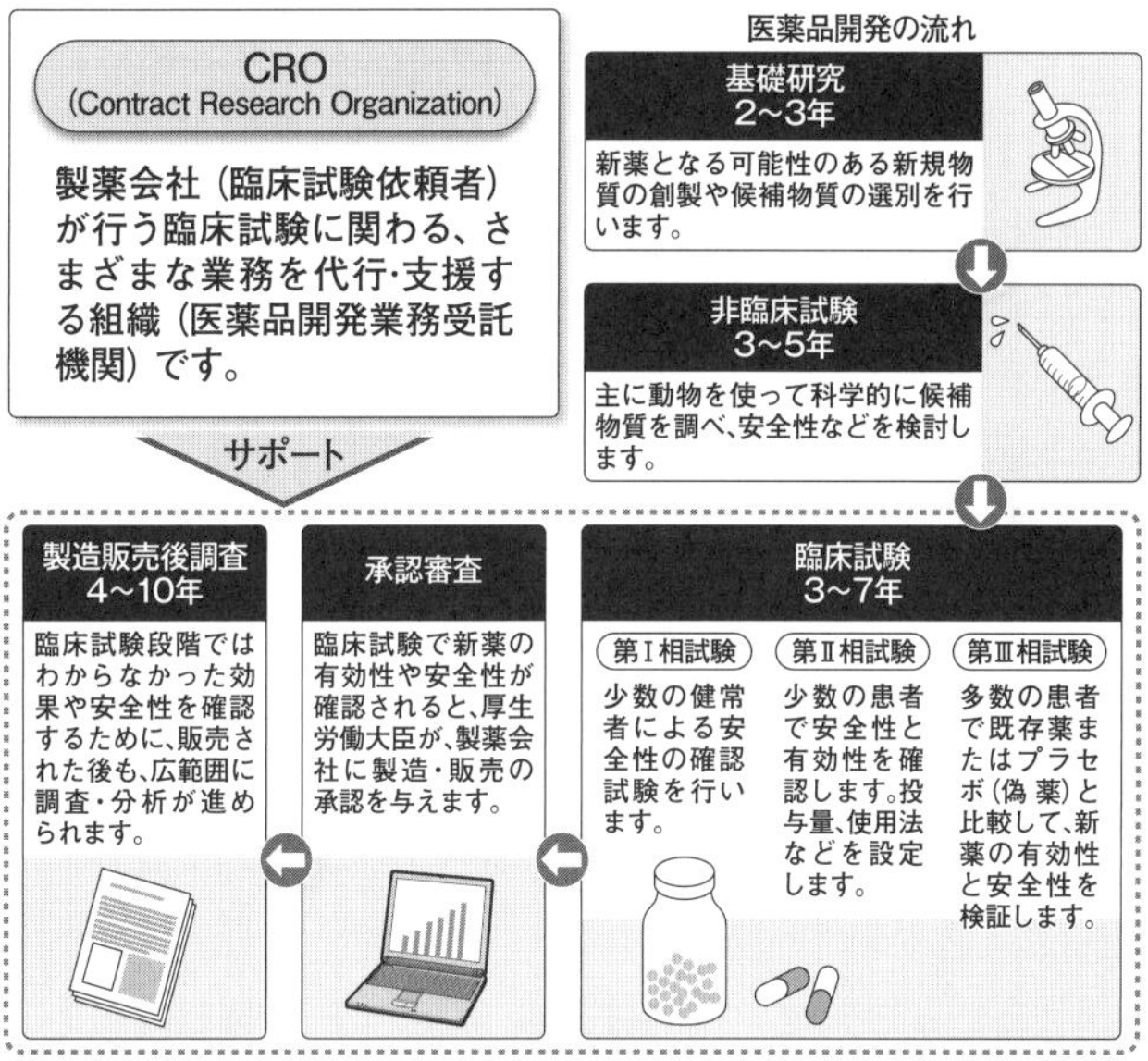

（出所）ＣＲＯ協会

医療における人工知能

人工知能（AI）と相性がよい医療分野

Point
◉医療分野は人工知能の特質を生かしやすい。
◉人工知能と人間の役割分担がうまくいくと業務効率化が実現する。

疾患を発見する人工知能

2016年4月14日の「Nature Communications」誌・オンライン版に最先端の人工知能技術により、自閉スペクトラム症（ASD）を脳回路から見分けるバイオマーカー（通常の生物学的過程、病理学的過程、もしくは治療的介入に対する薬理学的応答の指標として、客観的に測定され評価される特性）が発見されたことが掲載された。東京大学医学部附属病院の八幡憲明研究員、笠井清登教授、国際電気通信基礎技術研究所・脳情報通信総合研究所の森本淳室長らの研究グループが発見した。

およそ100人に1人が該当する発達障害であるASDの診断は、問診や行動観察が主体となり手間がかかることに加え、他の発達障害や精神疾患との鑑別が難しい場合があることなどが問題となっている。研究グループは、人工知能技術を開発してASDを脳回路から見分けるバイオマーカーを世界に先駆けて発見した。これにより、国と人種を超えたASDの高精度な判別に成功したという。

Watsonを活用する企業が続々登場

米IBMは15年4月13日、コグニティブコ

words 【コグニティブコンピューティング】 IBMは「人工知能」という言葉を使わず、経験を通じてシステムが学習し、相関関係を見つけては仮説を立て、記憶し、成果から学習することを「コグニティブコンピューティング」と呼んでいる。

ンピューティング技術「IBM Watson」を活用したオープンなヘルスケアクラウド「Watson Health Cloud」を発表した。すでに、ジョンソン・エンド・ジョンソンやノボ ノルディスク ファーマなどの大手企業が患者への指導（コーチング）ソリューションなどで活用している。同サービスを含め、IBM Watson Healthとして数多くの企業や団体と提携を発表している。

IBMは日本においてもソフトバンクと提携し日本語版の開発を進めている。ソフトバンクとIBM Watson エコシステムパートナー契約を日本で最初に締結した木村情報技術（佐賀県）は、製薬企業や医療従事者などの医療分野における人工知能活用事業を展開していく考えだ。まず、手始めに製薬企業などの製品情報センターシステムの開発に着手するという。Q&Aや各種データ（添付文書や文献等）に基づいて最適な回答をコールセンターのオペレーターに示すことができるため業務の効率化が飛躍的に進むことが期待できる。すでに、ファイザーがMR活動計画などを人工知能が指示するしくみを導入しているが、木村情報技術も「MR活動のサポートにWatsonを使いたい」という相談にも対応できるという。「文献を調べて」「こういう症例はある？」といったことを人工知能が瞬時に答えてくれるようになれば、MRは重要な医師や薬剤師とのコミュニケーションに、より多くの時間を費やすことができる。MRや薬剤師などの教育支援にも人工知能を活用できるはずだ。IBMによると、コグニティブシステムは人間が中心であり、Watsonは人がよりよい作業を行なえるようにサポートするものという位置づけだ。

人間と人工知能との役割分担に成功した企業が、今後の医療業界で注目を集めることになるだろう。

第 9 章

医療業界の未来・進むべき道

人口構造の変化がもたらす医療業界への影響

Point
◉25年に向けて都市部の高齢者人口爆発は深刻な問題になり得る。
◉認知症が増加すると製薬会社、薬局も経営的な影響を受ける。

都市部の〝高齢者人口爆発問題〟

年間死亡者数の予測をみると、今後の環境変化がいかに激しくなるかが想像できる。2004年時点では約100万人だったが、これが15年には約130万人まで増えた。

今後も、年間の死亡数は増加傾向を示すことが予想され、最も年間死亡数の多い40年と15年では約36万人／年の差が推計されている。

とくに、東京、大阪、神奈川、埼玉、愛知、千葉、北海道、兵庫、福岡といった25年までの全国の65歳以上人口増加数の約60％を占める「都市部」では、生活習慣病患者の激増に対し、「誰がケアするのか？」という〝高齢者人口爆発問題〟がある。

現状、病院で亡くなる人は全体の8割程度である。50年代では1割程度だったが、病院の整備の影響もあり、70年代に病院で亡くなる人の割合が、自宅等における死亡の割合を超え、近年までその割合を増やし続けてきた。

しかし今後は、以前のように自宅等における死亡割合を増やさなければ、救急医療、医療費、医療提供など、さまざまな問題が発生するだろう。高齢者の5割以上が最期を迎えたい場所に「自宅」を選んでおり、「病院などの医療施設」は3割に満たない。

高齢者数増加の地域差について

高齢化の進展には地域差があり、今後、首都圏をはじめとする都市部を中心に、高齢者数が増加することが予想される。

都道府県別高齢者人口(65歳以上)の増加数
(2010年 → 2025年)

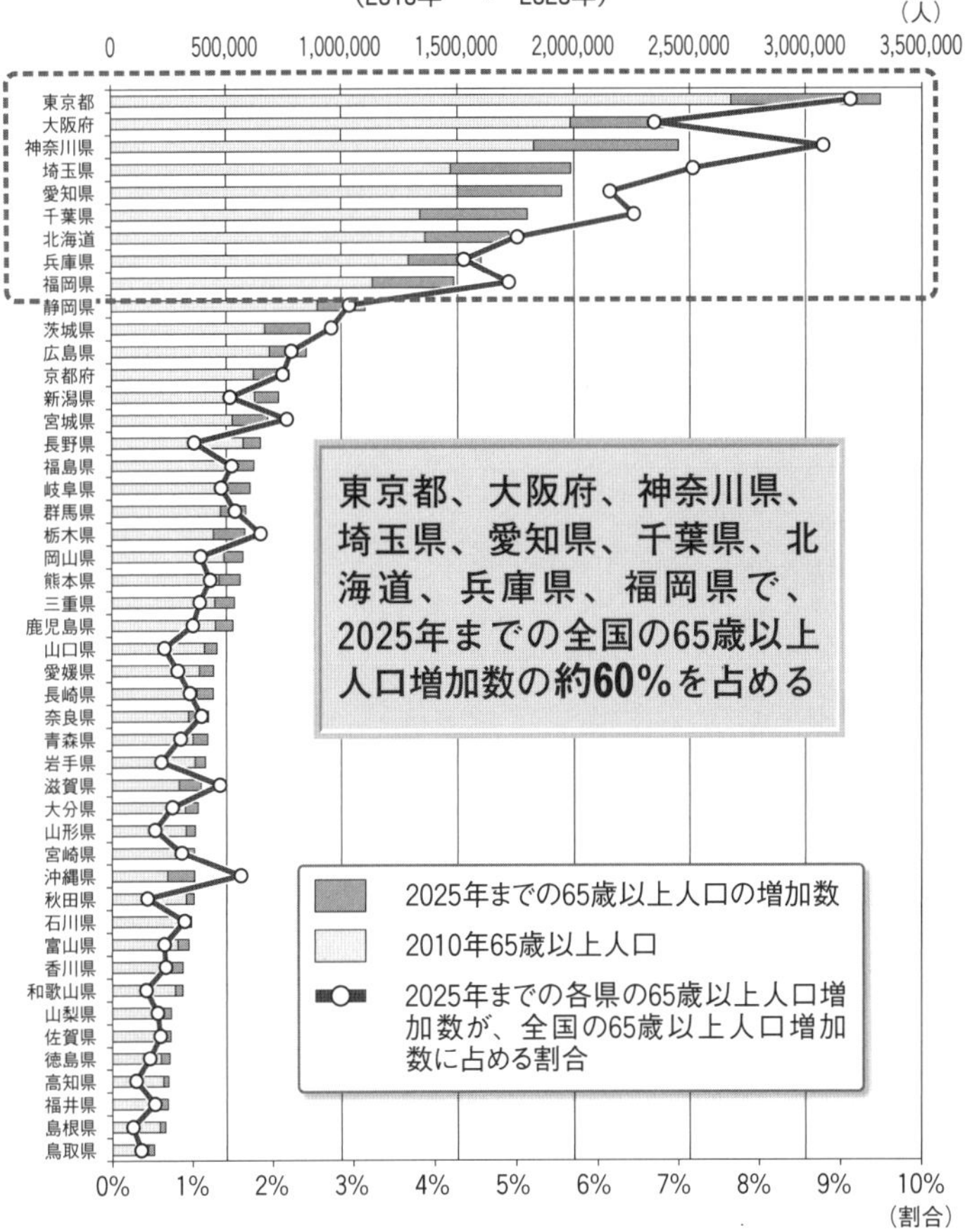

(出所) 国勢調査(平成22年)、国立社会保障・人口問題研究所「都道府県の将来推計人口(平成24年1月)

全関係者が認知症の影響を受ける

年齢とともに介護保険の受給割合は高くなり、要介護者の中でも、介助なしには外出できない人の割合が高くなってくる。病院や診療所に通うことができない要介護者が増えれば、外来医療の需要も低くなる。そのため、在宅医療を提供する医療機関や薬局が増えなければ、高齢者医療は立ち行かなくなる。

さらに、高齢者の約4人に1人が認知症の人、またはその予備軍とされている。また、高齢化の進展に伴い、認知症の人はさらに増加することが見込まれ、12年に462万人だった認知症患者が25年には、約700万人にまで増える。今日が何日なのか理解できない認知症患者に、定期的に薬を服用させるのは難しい。薬剤師が患者宅を訪問しなければ、病状の悪化や残薬問題が解決することはないだろう。

製薬企業も、自社が認知症薬を販売していなくても、認知症の影響で別の薬を飲んでもらえなくなり売れなくなる。このような影響を考えると、認知症患者の増加は無視できない流れである。「いかに医師に処方させるか」から「いかに患者に飲ませるか」という医薬品マーケティングにシフトしなければならない。

もちろん、医療機関と薬局も認知症患者の容態に応じた適時・適切な医療・介護等が提供されるように、地域の中で認知症ケアのネットワークを構築することが求められる。

たとえば、地域の医師会と薬剤師会が共同で認知症のチェックリストをつくり、薬局に訪れた患者の中で、認知症が疑われる人を認知症専門医へ紹介するしくみを構築することで、認知症患者の早期発見・早期治療につなげることができる。

医療業界の成長戦略

医療は成長産業になり得るか？ 政府が期待するヘルスケア戦略

Point

◉国際級の複合医療産業（医療クラスター）の形成で世界をリードする。
◉新たな有望成長市場の創出のもと20年に26兆円を狙う。

医療クラスターにかかる期待

「2016年6月から、治験相談までのすべての薬事関連の相談を大阪・梅田でしていただけるようになる」――。大阪府商工労働部成長産業振興室ライフサイエンス産業課・参事の河野裕氏は、16年4月20日から開催された「ヘルスケアIT2016」のセミナーにおいて、国立循環器病研究センターが18年度を目処に大阪都心部に近い「北大阪健康医療都市（愛称：健都）」に移転することに伴い、「健都」を健康・医療の拠点とすることを目指していると語った。

オープンイノベーションに連動したエリアの産業活性化により、国際級の複合医療産業拠点（医療クラスター）を形成することなどを基本理念に掲げ、循環器疾患分野の予防・医療・研究で世界をリードする地域になるという。

600兆円に不可欠な医療産業の成長

政府の産業競争力会議が16年4月19日にまとめた「名目GDP600兆円に向けた成長戦略（次期「日本再興戦略」）案」には、600兆円に向けた「官民戦略プロジェクト10」（仮称）の「新たな有望成長市場の創出」

北大阪健康医療都市（健都）のイメージ

開発ステージ	基礎研究	応用研究	非臨床研究	治験
主な開発者	大学・研究機関、ベンチャー企業			製薬企業等
薬事に関する相談	薬事戦略相談			治験相談など（有料）※薬事承認の要件の確認等
	個別面談（無料）※相談対象の適否の確認等	事前面談（無料）※相談内容の論点整理	対面助言（有料）※PMDAの公式見解がでる場	

太枠部分を機能拡充

※東京本部とテレビ会議システムでつなぐことで、関西支部において実施
（出所）大阪府

「健康・医療戦略」の内容

健康・医療戦略（閣議決定）

世界に先駆けて超高齢社会を迎える我が国にあっては、健康長寿社会の形成に向け、世界最先端の医療技術・サービスの実現による、健康寿命の延伸が重要な課題。
・基礎から実用化までの一貫した研究開発の推進等により世界最高水準の技術を用いた医療の提供に寄与
・健康長寿社会の形成に資する産業活動の創出、海外展開の促進により、我が国経済の成長、海外における医療の質の向上に寄与

医療分野の研究開発	新産業の創出	医療の国際展開	医療のICT化
○2020年頃までに10種類以上のがん治療薬の治験開始 ○2020年頃までに創薬ターゲットの同定（10件）	○2020年までに健康増進・予防、生活支援関連産業の市場規模を拡大（4兆円→10兆円）	○2020年までに海外に日本の医療拠点を創設（3か所→10か所程度）	○2020年までに医療・介護・健康分野のデジタル基盤を構築

（出所）健康・医療戦略推進本部

の1つに〝世界最先端の健康立国へ〟が盛り込まれた。健康・予防に向けた保険外サービス促進（4兆円の市場創出）、IoT等の活用による医療診断・個別化医療・個別化健康サービス（レセプト・健診・健康データを集約・分析・活用）、ロボットやセンサーを活用した介護の負担軽減——等を行なうことで、市場規模を16兆円（11年）から26兆円（20年）にまで拡大させるという。

14年5月30日には研究開発の推進等により世界最高水準の技術を用いた医療を提供し、健康長寿社会の形成に資することを目的とした「健康医療戦略推進法」まで制定するほど、政府はヘルスケア産業に期待を寄せている。

病院の打つべき手

制度改革の波、患者の権利意識が高まるなか不可欠な経営戦略

Point

- ●新しい４Ｐを踏まえたマーケティング戦略の構築が不可欠。
- ●患者をいかに治療に参加させるかが、これからの医療の課題。

４Ｐ＋４Ｃ＋新４Ｐが不可欠

マーケティングの世界では、長い間、マーケティング・ミックスと呼ばれる「４Ｐ」と、環境分析の「３Ｃ」が活用されてきた。「４Ｐ」とは、Product（製品・サービス）、Price（価格）、Place（流通）、Promotion（プロモーション）の頭文字から取ったものだ。

しかし、現在の医療界では、この「４Ｐ」に、「４Ｃ」（Customer solution、Customer cost、Convenience、Communication）と、〝新しい４Ｐ〟（Prediction、Prevention、Participation、Personalization）を加えて、マーケティング戦略を構築することが求められている。

まず、４Ｃは４Ｐの〝裏側〟に相当する。Product⇔Customer solution、Price⇔Customer cost、Place⇔Convenience、Promotion⇔Communicationとなり、サービス提供者側ではなく、サービスを受ける側からみたものが４Ｃである。

たとえば、Customer costで考えてみよう。被用者１割負担になったのは１９８４年、被用者３割負担になったのは２００３年だった。それぞれの時点における処方せん１枚あたり単価をみると、84年の処方せん１枚あた

words 【ポピュレーションアプローチ、ハイリスクアプローチ】 ポピュレーションアプローチとは、集団全体の健康障害のリスクを少しずつ軽減させ、よい方向にシフトさせること。ハイリスクアプローチとは、すでに健康障害に関して高いリスクを持ち、疾患を発生しやすい人に対象をしぼり込んで個別に対処すること。

り単価は約2700円、03年の処方せん1枚あたり単価は約5400円である。つまり、19年間で負担額が3倍ではなく、6倍になっていることを認識しなければならない（16年には単価が約9000円となっている）。

経営的にビクともしない病院とは？

この4Cに、〝新しい4P〟を加えてマーケティング戦略を考えると、制度改革の波にもビクともしない病院をつくることができる。

【Prediction：疾病・環境変化を予測する】

疾病環境の変化は、アンメット・メディカル・ニーズ（いまだに医療ニーズが満たされない疾患領域）の高い疾患の治療が、今後、どのように進化していくのかを考えておくとよい。「治療満足度（10年）別にみた新薬の開発状況（14年1月時点）」（医薬産業政策研究所「アンメット・メディカル・ニーズに対する医薬品の開発状況」政策研ニュースNO・41）によると、アンメット・メディカル・ニーズの高い疾患に対応する新薬の開発に積極的に取り組んでいることがわかる。

【Prevention：予防医療・メタボ対策】

代表的なものは特定健診・特定保健指導制度であり、糖尿病から慢性腎不全にまで悪化させない「ポピュレーションアプローチ」「ハイリスクアプローチ」「ライフコースアプローチ」になるだろう。Preventionは、まさに病院関係者の腕の見せ所になる。

【Participation：患者を参加させる】

新しい4Pのなかでも、最も重要な位置づけとなる。最もシンプルな取組みは服薬アドヒアランスの向上だ。日本老年医学会がまとめた「健康長寿診療ハンドブック」には、次のような工夫が示されている。

①服薬数を少なく
②服用薬の簡便化
1日3回服用から2回あるいは1回への切

words 【ライフコースアプローチ】 主要な疾病や健康問題について地域ごとに取り上げ、患者の病期・病態に応じて、どのような医療・保健などのサービスを受けられるのかをわかりやすく示すことで、その地域における医療提供水準の目標値に対する達成度評価を行なう方法。

り替え

③介護者が管理しやすい服用法

④剤形の工夫

口腔内崩壊錠や貼付剤の選択

⑤一包化調剤の指示

長期保存できない、途中で用量調節できない欠点あり

⑥服薬カレンダー、薬ケースの利用

患者の治療への参加を促進するための資材・情報提供などは、製薬会社のMR等に相談するのもよいだろう。

これまでの医療は、「してあげる」ことをインフォームド・コンセントしても、多くの場合、「してほしい」を患者にコミットメントさせてこなかった。これからは、患者参加が大きなキーワードになる。

【Personalization：医療サービスの個別化】

「この先生（病院）は私のことをわかってくれている」という印象を与えることができれば、治療は半分終わっているのかもしれない。

02年度からスタートした、ディジーズマネジメント手法（※）による糖尿病1～3次予防プログラムに取り組んでいる例がある。産学連携事業「カルナプロジェクト」の糖尿病外来地域連携パスでは、合併症の進行度に応じた糖尿病外来パスをかかりつけ医等に提供しているが、パスの種類は現在2880パターンにも対応しているというから驚きだ。

以上のように、従来の4Pに加え、4Cと新4Pをミックスして戦略を構築できる病院が勝ち残ることになる。

(※)ディジーズマネジメント

疾病管理。あらゆる医療情報データを収集して、コストと治療効果を測定し、医学的かつ経済的に最良の結果を求める取組みのことで、医薬品を含めた治療行程全体の把握に重点が置かれている。とくに、生活習慣病に有効とされる。

後発医薬品への対抗が難しいなかバイオベンチャー頼みの新薬開発

Point

◉研究開発戦略は病院市場をターゲットにした新薬開発に。
◉新薬メーカーの役割はグローバル展開できる革新的新薬の開発。

開発の中心は病院市場に

２０１５年5月15～17日までの3日間、東京ビッグサイトで「ライフサイエンスワールド２０１５」が開催された。基調講演では、第一三共とアステラス製薬の研究開発のキーマンがそれぞれ、自社の研究開発戦略をプレゼンした。

第一三共研究開発本部長の赤羽浩一氏は、明確な目標設定による研究開発マネジメントを展開するため、①主たる適応症の上市を毎年2製品以上、②主たる適応症の後期臨床試験を毎年4試験開始、③新規フェーズⅠを毎年9試験開始――という3つの目標を設定していることを明らかにした。これらは「継続的に経営していくために必要な数」であり、頭文字をとった〝２４９〟を合言葉に従業員を鼓舞しているという。

一方、アステラス製薬研究本部リサーチポートフォリオ&サイエンス部長の岩井晃彦氏は、①Best Science（世界最先端のサイエンスに基づいて）、②Best Talent（社内外で最適な人材・研究者を登用し）、③Best Place（最適な環境で研究活動を展開）――という〝3ベスト〟をベースに、外部R&Dリソースをさらに活用することで、ネットワーク型研究体制を構築していると語った。

国内大手2社の研究開発戦略を聞いてあらためて感じたのは、今後は病院市場をターゲットにした戦略が中心になるということだ。

逆にいえば、外来市場は数量シェア80％超を目指すことになるであろう後発医薬品が中心の市場になる。そうなれば、外来市場に投入するMR数は限られてくる。後発医薬品の価格までしか保険償還しない制度などが今後導入されれば、医師や患者に長期収載品を選ぶ余地はほとんどなくなる。よほど画期的な新薬でなければ、他の薬効の後発医薬品に勝つことは難しい。

新薬はバイオベンチャー頼みか

厚生労働省は15年9月4日に、「医薬品産業強化総合戦略～グローバル展開を見据えた創薬～」を策定した。同戦略は、①イノベーションの推進、②質の高い効率的な医療の実現、③グローバルな視点での政策の再構築――についてまとめられており、「新薬メーカーに期待される役割はグローバルに展開できる革新的新薬の創出であり、市場における長期収載品比率が減少する中で、今後一定の期間新薬の創出ができなかったメーカーについては、後発医薬品の使用が急速に進む市場の中で、事業の転換等も迫られるのではないか」と、新薬を創出できない先発医薬品メーカーに厳しい内容となっている。

一方で、「製薬産業におけるバイオベンチャーの重要性が高まっており、各メーカーが研究戦略の見直しを行なうとともに、バイオベンチャーのエコシステム確立のために必要な条件を分析・整理したうえで、官民一体となってわが国のバイオベンチャーの振興に取り組むべきではないか」と指摘し、新薬メーカーの研究所から生まれる新薬が減少するなかで、バイオベンチャーへの期待を寄せている。

医薬品卸の打つべき手

従来の機能を超えた新しい発想のビジネス展開が望まれる

Point

◉医薬品卸は「新規複合型」が拡大しているようにみえるが、新規事業開発力には不満が残る。
◉顧客に近いという利点を活かした医療ビジネスの開発に期待。

もう医薬品だけでは利益が出ない

2015年9月4日にまとめられた「医薬品産業強化総合戦略～グローバル展開を見据えた創薬～」の参考資料には、卸売業界全体の売上高営業利益率1・3%に対し、医薬品卸売業の売上高営業利益率が0・63%と半分にも満たないことが示されている。

利益率が低い背景には、急速な後発医薬品の使用促進および革新的な新薬の増加に加え、従来からの経営資源であった長期収載品の減少や、医療機関等との価格交渉の激化などがある。厚生労働省は「大きな市場環境変化に伴う収益構造の変化への対応が求められる」と指摘しているが、後発医薬品の数量シェア目標が80%以上となっている以上、事業領域の拡大が不可欠になる。

新規ビジネスの開発に注力すべき

近年は、大手医薬品卸4社とも調剤薬局事業に進出し、少しずつ事業領域を拡大しているようにも思える。しかし、CRO（医薬品開発業務受託会社）、SMO（治験施設支援機関）、CSO（医薬品販売業務受託機関）、医療人材紹介、DPC分析ソフト（コンサルティングを含む）、e-ディテーリング、売上・処方データなど、多くの上場企業や数百億円企業を生み出し、市場を拡大させてきたビジネスにほとんど（少ししか）関与していないことは寂しい限りだ。

16年4月21日には、医薬品・医療機器卸のフォレストホールディングスがデータホライゾンと九州・沖縄エリアにおける保険者向けデータヘルス事業（16ページ参照）の推進において業務提携契約を締結したことを発表したが、なぜ、これだけ医療機関や製薬会社と近い存在の医薬品卸が、ニュービジネスの種にもっと積極的にならないのか、本当に不思議である。

医薬品産業は「人口比例生活レベル型産業」という見方もあるため、中国等に進出する医薬品卸も出てきた。また、利益構造の改善、MS機能の確立、価格によるシェア競争からの脱却等が経営者やコンサルタントから叫ばれているが、「医薬品卸売業をやっている」ではなく、「医薬品卸売業〝も〟やっている」というくらいにビジネスモデルを転換しなければ、米アマゾンが16年からスタートした自動注文サービス（たとえば、スマートフォンと接続して使う血糖自己測定器に使用する採血のためのランセット針と試験紙）のような〝第三の刺客〟に虚を突かれたときに、経営が大きく揺らぐことになるだろう。

売上高営業利益率の他卸売業との比較

〈2012年度〉
卸売業界全体の売上高営業利益率は1.3%
医薬品卸売業の売上高営業利益率は0.63%

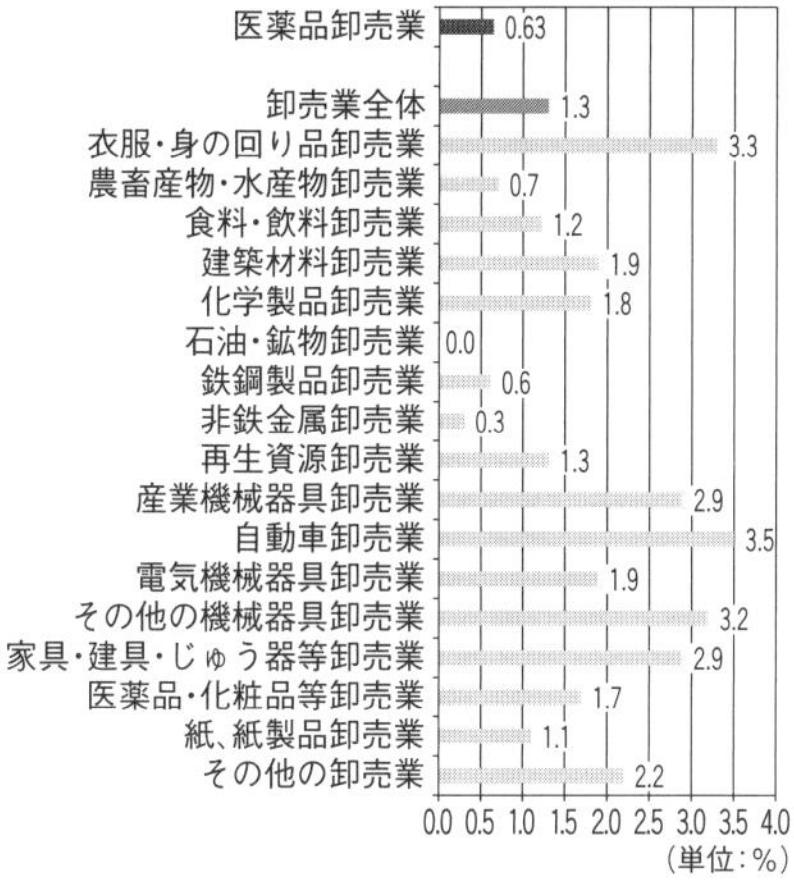

（出所）2013年度企業活動基本調査確報（経済産業省）を基に厚生労働省作成。なお、「医薬品卸売業」については経営概況（日本医薬品卸売業連合会）データ

医療機器メーカーの打つべき手

デバイス・ラグ解消と国際標準と整合性のとれた標準化推進で国際競争力を強化

Point

- ◉業界ではデバイス・ラグ解消のあと押し、医療機器の標準化・情報化の推進が重要。
- ◉中小企業の機器開発には薬機法許可取得等の支援も必要

デバイス・ラグの解消と標準化推進

医療機器産業は、国内売上高2兆円を超える規模となったが、国際競争力はまだ低い。とくに近年、市場規模の伸び率が大きい治療系機器は、輸入額が輸出額の4倍以上となっている。

国際競争力強化のために重要なのは、まず欧米諸国で先進機器が認可されているのに、日本では使用できないといういわゆるデバイス・ラグの解消である。審査基準の明確化、国際的な基準の採用等、一義的には行政の問題といえるが、スムーズな審査体制整備のために業界としても協力が求められる。

次にあげられるのは業界が中心となる医療機器の標準化・情報化の推進である。現在、医療情報システム開発センター、日本医療機器産業連合会などが中心になって、医療機器の商品コード、バーコードの標準化作業が進められている。医療機器の製造段階から実際に使用する医療機関まで同一コード体系で流通できれば、その効果は多方面に及ぶ。

まず、物流コストが削減できる。個別の医療機関や企業で独自のコード体系を開発するコストが不要になる。院内物流管理も業務が効率化できる。

治療系機器、診断系機器の輸出入の推移

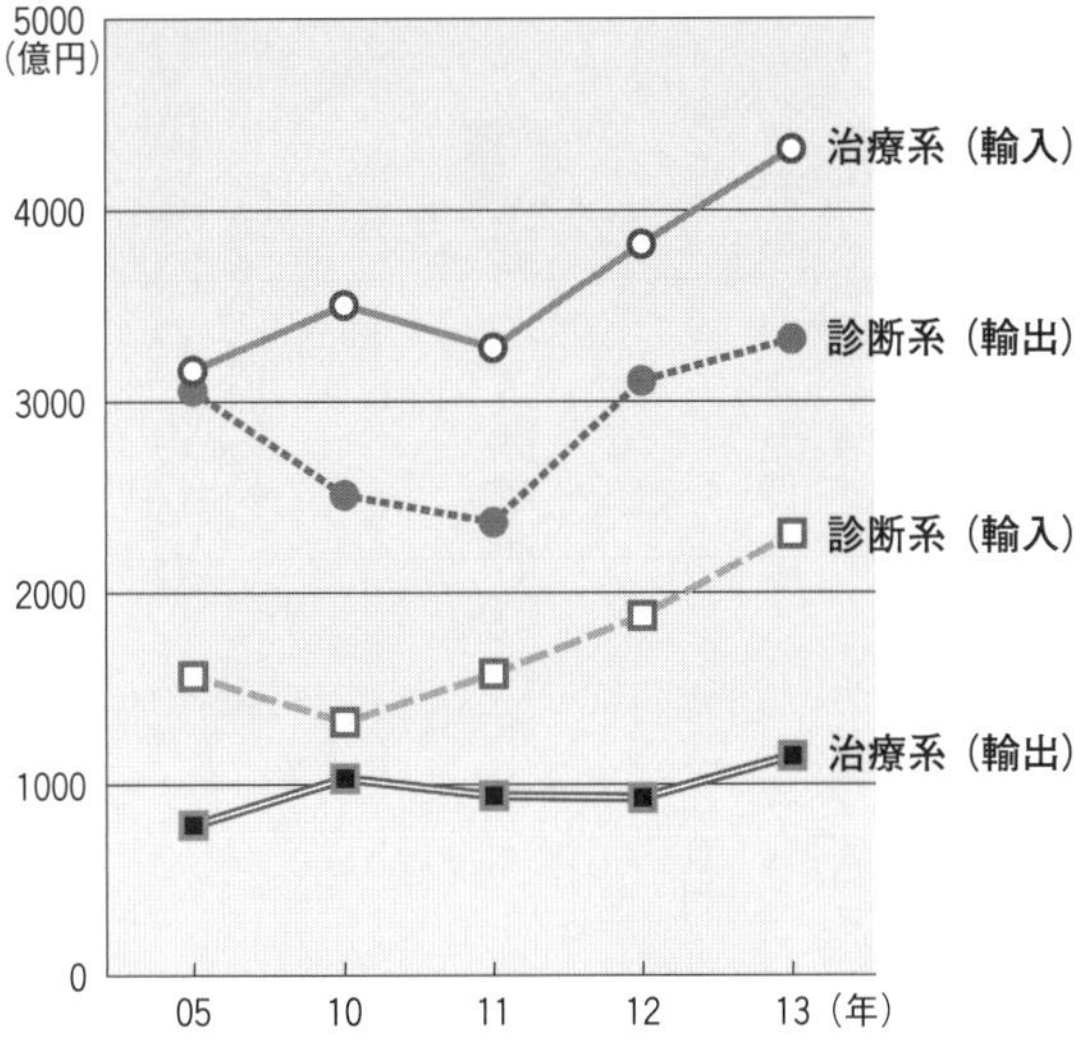

（出所）「薬事工業生産動態統計年報」厚生労働省

また、医療機器の利用・管理状況がトレースしやすくなり、医療機関、医療機器メーカーが協力して安全対策がとれる。

さらには、機器の稼動状況の把握や比較も容易になる。

異業種からの医療機器産業参入支援

医療機器は種類が多く品目数は17万を超える。これまで医療機器にかかわったことのない企業でも、自社技術を生かして既存部品の改良、小型化、あるいは精度を向上するチャンスはあろう。この際にも、医療機器が標準化されていると利用状況等のデータが取りやすく、開発の支援材料となる。

これまで医療機器開発に携わったことのない中小企業には、医薬品医療機器等法の許可取得が大きな課題となる。また、もう1つ中小企業が単独では対応が難しいのが知的財産権の保全問題である。自社開発製品に対して訴訟が提起されるリスク。逆に自社の特許を侵害されてコピー製品が出回るリスク。この対策に中小企業が単独で内部に人材を抱えることは難しい。支援組織が必要になろう。

新たな競争時代のなか患者サービスの徹底が重要

Point
◉調剤薬局チェーンは競争激化のなか、医療を担うという基本に徹することが求められる。
◉個人薬局は、地元密着で対面販売の強みを活かすべき。

新たな競争の時代へ

調剤薬局市場は、処方せんの外部化で拡大を続けてきた。分業の進展は地域的にばらつきがあり、まだ低水準のところもある。このため、伸び率は鈍化するが、今後も拡大は続くだろう。しかし、分業が普及すると調剤報酬の点数は引き下げられる。経営環境が厳しくなると、薬局間で競争力の差が如実に現われる。質が一層問われる。

人口減少の時代に入り、消費が低迷するなか、小売業は数少ない成長分野として調剤薬局市場への参入を図っている。すでに、調剤薬局チェーンはドラッグストアが競合相手となっているが、これからはさらにスーパー、コンビニをまじえて、業態を超えた競争に入っていく。**イオン**は調剤薬局**メディカル一光**、ドラッグストアの**ツルハ**等数社に出資し、グループを形成している。また08年、**アインホールディングス**は**セブン&アイ・ホールディングス**と業務・資本提携した。

重要なのは、調剤薬局はサービス業としての接客ノウハウを小売業から学びつつ、医療の一翼を担うという基本を忘れないことだ。

①薬の情報等を必要な人に十分に伝える

患者には服薬に際しての注意事項などをく

わしく知りたい初診患者もいれば、再診で不要の人もいる。患者の多い薬局では分けて対応すべきだ。症例の多いケースに関してはあらかじめ注意事項を記したペーパーを用意しておけばよい。また、感染症患者の待合室を別に設けることも、顧客満足の向上につながるだろう。

②待ち時間の短縮

医療機関に通う患者にとって待ち時間は苦痛だ。この短縮がサービス向上だ。再診患者は携帯メールで受け付けたり、調剤が済んだら顧客の携帯電話に連絡する方法もある。患者が医療機関を出るときに、処方せんを調剤薬局にファックスするシステムも有効だろう。

③高齢患者への配慮

高齢患者、障害者などは交通手段に不安を感じるものだ。タクシー会社の電話番号を貼り出すだけでなく、車いすで乗車が可能な車両や介護タクシーが手配できるか、ボランティア団体が運行する移送サービスはないかなどの情報提供も望まれる。さらに、足の不自由な高齢者には薬のデリバリーも検討すべきだ。

こうしたサービスの積み重ねで、薬に関する副作用、飲みにくさなど、ジェネリックと新薬の違いに関する情報が患者から得られる。収集、分析して医薬品卸、製薬会社に情報をフィードバックすれば信頼度も高まる。

小規模な個人薬局が打つべき手

個人薬局が大手薬局チェーンに対抗するためには、地域密着度を高めることだ。調剤だけでなく大衆薬販売も手がけることが多い個人薬局では、顧客との接触頻度を多くできる。顧客の家庭の事情を含めた個々の事情を勘案した健康相談を受けるなど、大手薬局には難しい、地域に根ざした対面販売の強さを活かせるはずだ。

事業の継続を問われる介護サービス

Point

◉介護事業者は自社の財務内容をよく把握して事業展開を図るべき。
◉地域包括ケアシステムのなかで自社の貢献すべき点を考える

事業の継続が介護サービス向上の前提

どのような事業においても、当然、事業の継続性が問われる。とくに介護サービスでは突然事業者が倒産すると多くの利用者が困る。

東京商工リサーチの調査によると2015年の老人福祉・介護事業の倒産は前年比4割増となり、過去最多の76件に上った。目立つのは小規模、新規事業者だ。従業員5人未満の事業者が約6割、設立5年以内の事業者が過半数である。介護に対する意欲だけで、経営に関する能力がなければ事業は継続できない。

経営破綻の大きな原因の1つが過大投資である。創業時の過大投資は、あとで修正がきかない。無駄な投資を防ぐには、まず建物の新築にこだわらないことである。廃校となった校舎、空き家等、探せば物件は見つかる時代だ。

また、デイサービスの送迎車両も自社保有にこだわらないほうが効率的だ。近隣のタクシー会社等と連携すればよい。さらに、施設の備え付け家具も減らし、利用者の持ち込みにする。こうした様々な策が考えられる。

人材の確保については、すべてフルタイムの従業員にこだわる必要はない。「働けるときに、可能な時間の範囲で」という形でのパート募集あるいはボランティア活用等も効果

地域包括ケアシステムの姿

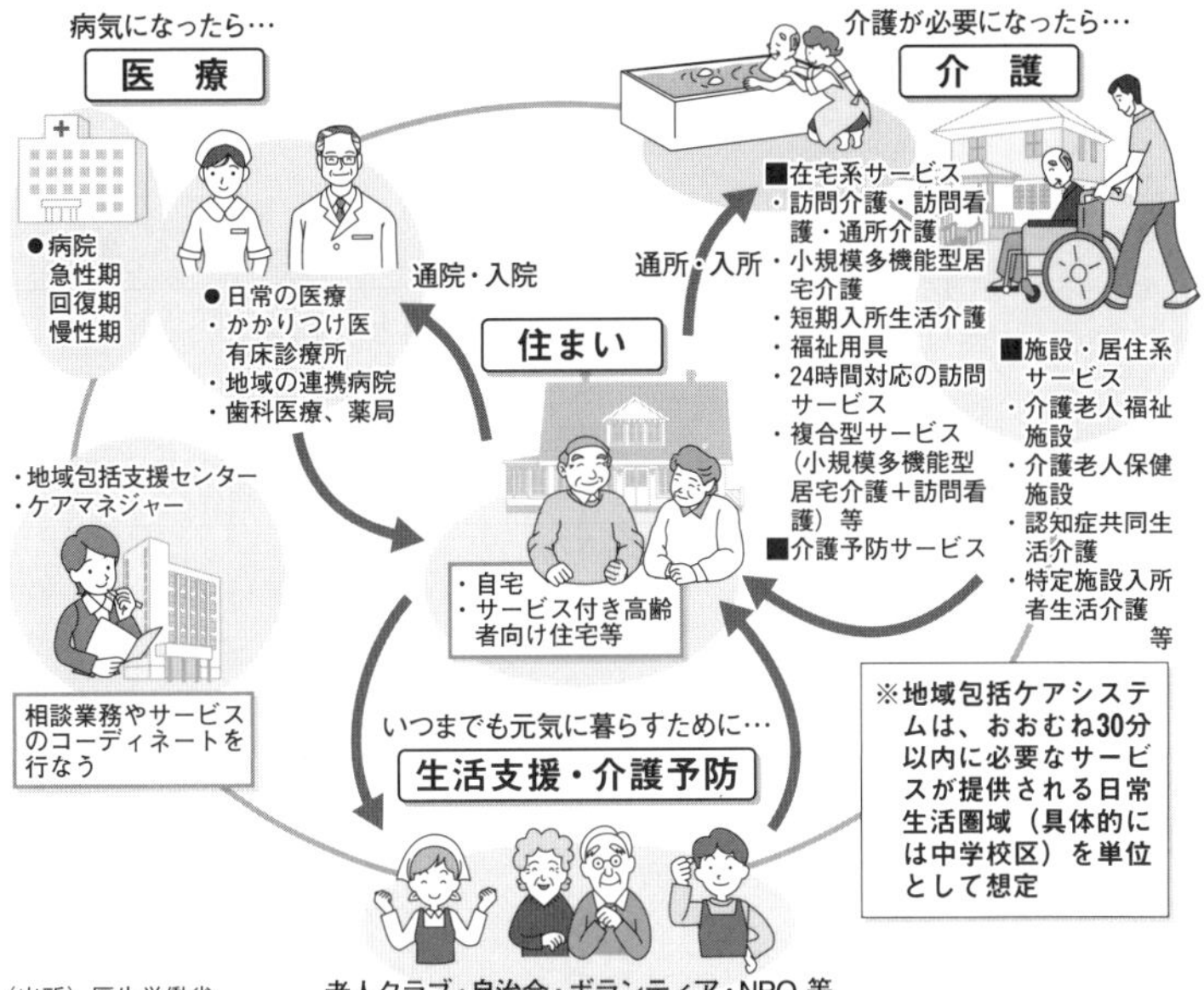

（出所）厚生労働省

的だ。さまざまなスタッフの組み合わせで人材配置、運営を考えればよい。

地域包括ケアシステムの中での位置づけ

地域包括ケアシステムは、保険者である自治体が地域の特性に応じてつくり上げることが求められる。すでに高齢化が進展している地方、これから急速に高齢化が進む大都市圏。どのような医療機関があるのか、高齢者が利用できる交通サービスはどうかといったように、地域ごとに状況は異なる。団塊の世代が75歳以上となる2025年は1つの節目だ。このシステムは医療、介護、生活支援、住まいが一体となって切れ目なく提供されねばならない。どんな状態のときでも、皆が協力して高齢者を支えるシステムである。このなかで「介護事業者はどういう役目を担うのか」「どういう介護サービスを提供できるのか」、地域の中で考えていく必要がある。

【徳州会グループ】

法人名	所在地	本来業務収益（単位：千円）	当期純利益（単位：千円）	おもな病院等
静仁会	北海道新ひだか町	2,118,998	23,944	静内病院
秋田愛心会	秋田県三種町	64,108	43,864	ドラゴンクリニック
山形愛心会	山形県庄内町	5,403,296	221,394	庄内余目病院
茨城愛心会	茨城県古河市	3,520,962	331,903	古河病院
木下会	千葉県松戸市	36,090,105	2,966,421	千葉西総合病院、鎌ヶ谷総合病院
千葉光徳会	千葉県富里市	2,817,547	335,745	中沢病院
正和会	神奈川県横浜市	1,406,983	179,653	日野病院
三重愛心会	三重県四日市市	285,517	△25,744	四日市青州病院
徳州会	大阪府大阪市	185,979,105	6,966,107	岸和田徳州会病院、野崎徳州会病院
愛心会（京都）	京都府京丹後市	253,072	39,666	宇川診療所
奈良愛心会	奈良県大和郡山市	135,227	△12,944	筒井クリニック
鳥取愛心会	鳥取県倉吉市	177,177	△21,641	関金クリニック
熊本愛心会	熊本県八代市	222,513	11,177	鏡クリニック
聖山会	宮崎県川南町	2,196,309	200,198	川南病院
鹿児島愛心会	鹿児島県鹿屋市	12,807,530	1,234,012	大隅鹿屋病院
沖縄徳州会	沖縄県八重瀬町	102,209,785	6,821,779	南部徳州会病院、湘南鎌倉総合病院

【板橋中央総合病院グループ】

明生会	北海道札幌市	4,422,961	△1,286	イムス札幌消化器中央総合病院
明山会	山形県東根市	2,921,109	542,765	山形ロイヤル病院
明芳会	東京都板橋区	66,397,450	2,318,160	板橋中央総合病院
明理会	東京都板橋区	71,612,703	1,730,952	明理会中央総合病院、鶴川サナトリウム病院
三愛会	埼玉県三郷市	6,320,645	431,790	埼玉みさと総合リハビリテーション病院
明和会	東京都八王子市	2,458,263	64,454	西八王子病院

【上尾中央医科グループ】

高友会	埼玉県川越市	1,923,711	35,557	笠幡病院
福寿会	埼玉県草加市	4,870,175	△366,795	メディカルトピア草加病院
康麗会	埼玉県越谷市	6,195,420	245,294	越谷誠和病院
協友会	埼玉県吉川市	40,414,233	△705,961	吉川中央総合病院
一心会	埼玉県伊奈町	9,195,644	45,831	伊奈病院
健賛会	埼玉県桶川市	380,096	24,926	桶川腎クリニック
健隆会	埼玉県戸田市	1,693,468	△12,510	戸田中央総合健康管理センター
秀康会	東京都台東区	20	20,934	東浅草クリニック
哺育会	東京都台東区	16,618,845	△805,607	浅草病院
瑞心会	東京都杉並区	1,532,479	115,748	杉並リハビリテーション病院

【戸田中央医科グループ】

時正会	東京都西東京市	4,416,748	219,848	佐々総合病院
悠仁会	埼玉県戸田市	628,570	105,618	戸田中央腎クリニック
東光会	埼玉県戸田市	31,061,313	1,022,777	戸田中央総合病院
武蔵野会	埼玉県新座市	18,599,022	1,066,755	新座志木市中央総合病院
松井病院	東京都大田区	2,175,196	118,172	松井病院

法人名	所在地	本来業務収益（単位：千円）	当期純利益（単位：千円）	おもな病院等
七仁会	東京都大田区	1,772,815	49,842	田園調布中央病院
徳成会	東京都八王子市	2,505,402	86,264	八王子山王病院
青葉会（東京）	東京都小平市	13,857,567	1,407,121	一橋病院
横浜柏堤会	神奈川県横浜市	12,267,845	545,853	戸塚共立第１病院
熱海所記念病院	静岡県熱海市	3,089,351	99,001	熱海所記念病院

【葵会グループ】

積信会	北海道室蘭市	1,612,496	150,575	三村病院
恭和会	茨城県土浦市	463,679	△2,234	常総の郷
葵会	東京都千代田区	33,408,723	6,219	柏リハビリテーション病院、柏たなか病院
桜会	東京都足立区	2,611,521	238,087	桜会病院
碧水会	東京都三鷹市	3,925,287	261,660	長谷川病院
和乃会	千葉県佐倉市	549,887	60,387	葵の園・佐倉
修和会	石川県加賀市	1,736,947	120,450	片山津温泉丘の上病院
ちとせ会	静岡県熱海市	1,760,013	33,303	熱海ちとせ病院
あずま会	広島県東広島市	3,284,780	210,606	稗田病院

【セコム提携病院グループ】

渓仁会	北海道札幌市	33,516,155	670,359	定山渓病院
誠馨会	千葉県千葉市	41,352,521	△1,016,196	千葉中央メディカルセンター、総泉病院
あんしん会	東京都千代田区	3,675,482	110,816	四谷メディカルキューブ
荻窪病院	東京都杉並区	11,197,792	97,618	荻窪病院
輝生会	東京都渋谷区	8,617,491	226,735	初台リハビリテーション病院
横浜博萌会	神奈川県横浜市	4,319,333	176,429	西横浜国際総合病院
三喜会	神奈川県秦野市	13,521,135	△65,880	鶴巻温泉病院
讃和会	大阪府大阪市	3,511,206	237,181	友愛会病院
神戸海星病院	兵庫県神戸市	4,947,061	238,762	神戸海星病院
晋真会	兵庫県川西市	4,786,382	229,751	ベリタス病院

【平成医療福祉グループ】

大和会	東京都足立区	4,774,712	208,388	大内病院
康生会	大阪府東大阪市	5,637,228	170,790	弥刀中央病院
恵泉会	大阪府堺市	996,690	134,702	浜寺中央病院
健癒会	兵庫県西宮市	396,727	8,621	ふるさとの家
幸仁会	兵庫県淡路市	577,625	15,726	北淡路病院
南淡千遙会	兵庫県南あわじ市	1,613,855	26,066	南淡路病院
淡路平成会	兵庫県南あわじ市	4,633,338	85,078	平成病院
平成博愛会	徳島県徳島市	5,263,478	106,546	博愛記念病院
山口平成会	山口県岩国市	1,854,002	44,489	山口平成病院

【大坪会グループ】

全仁会	栃木県宇都宮市	8,024,253	△141,628	宇都宮中央病院
弘生会	栃木県下野市	978,516	50,588	三軒茶屋第二病院
順江会	東京都江東区	8,478,777	△14,701	江東病院
青葉会	東京都世田谷区	4,570,493	155,848	青葉病院
大坪会	東京都世田谷区	10,915,313	397,755	三軒茶屋病院
関川会	東京都荒川区	1,893,568	140,539	関川病院
芳生会	神奈川県横浜市	1,251,444	35,862	保土ヶ谷病院
陽光会	静岡県熱海市	994,481	57,877	南あたみ第一病院

【湖山医療福祉グループ】

法人名	所在地	本来業務収益（単位：千円）	当期純利益（単位：千円）	おもな病院等
湖聖会	東京都中央区	1,759,218	144	銀座病院
湖聖会（宮城）	宮城県気仙沼市	576,898	28,819	はまなすの丘
緑愛会	山形県川西町	1,983,750	794	川西湖山病院
平成会	福島県会津美里町	664,131	141,486	グリーンケアハイツ
湖聖会（千葉）	千葉県千葉市	1,246,267	20,124	純恵の郷
百葉の会	静岡県富士市	4,267,829	100,874	湖山リハビリテーション病院
日翔会	鳥取県日野町	1,071,738	9,451	おしどり荘
水澄み会	島根県浜田市	556,744	10,421	アゼーリみずすみ

【新仁会グループ】

三草会	北海道札幌市	5,360,677	263,758	千歳桂病院
新潟臨港保健会	新潟県新潟市	3,800,858	107,732	新潟臨港病院
新仁会	奈良県奈良市	3,825,575	371,136	奈良春日病院
西浦会	大阪府守口市	2,182,692	104,032	京阪病院
さくら会	大阪府大阪狭山市	2,784,304	112,464	さくら会病院
貝塚病院	福岡県福岡市	3,420,677	13,096	貝塚病院

【ふれあいグループ】

回生会	神奈川県横浜市	2,887,064	10,855	ふれあい横浜ホスピタル
康心会	神奈川県茅ヶ崎市	22,607,266	300,704	湘南東部総合病院
健齢会	神奈川県横浜市	4,073,828	116,379	ふれあい平塚ホスピタル
大樹会	神奈川県鎌倉市	2,024,797	△163,198	ふれあい鎌倉ホスピタル
静岡康心会	静岡県沼津市	1,740,940	△11,886	ふれあい沼津ホスピタル
辰五会	静岡県南伊豆町	1,929,198	△395,936	ふれあい南伊豆ホスピタル

【錦秀会グループ】

聖和錦秀会	大阪府東大阪市	3,082,024	19,483	阪本病院
睦会	大阪府和泉市	2,441,953	△19,854	新いずみ病院
錦秀会	大阪府大阪市	29,954,584	281,651	阪和病院
兵庫錦秀会	兵庫県神戸市	2,930,598	68,442	神出病院

【武田病院グループ】

康生会	京都府京都市	12,272,806	411,540	武田病院
医仁会	京都府京都市	13,531,821	291,906	武田総合病院
医道会	京都府京都市	3,853,974	108,402	十条武田リハビリテーション病院
宮津康生会	京都府宮津市	786,211	△12,263	宮津武田病院

【慈誠会グループ】

慈誠会	東京都板橋区	13,597,713	463,602	上板橋病院
愛生会	東京都練馬区	450,738	△1,788	北町病院

【石心会グループ】

東京石心会	東京都立川市	3,369,745	170,954	立川新緑クリニック
石心会	神奈川県川崎市	32,371,525	538,953	川崎幸病院

【愛仁会グループ】

法人名	所在地	本来業務収益（単位：千円）	当期純利益（単位：千円）	おもな病院等
愛仁会	大阪府大阪市	29,526,858	1,264,271	高槻病院、千船病院

【亀田総合病院グループ】

鉄蕉会	千葉県鴨川市	42,401,710	75,973	亀田総合病院

【カレスグループ】

カレスサッポロ	北海道札幌市	8,760,397	781,313	時計台記念病院、北光記念病院

【伯鳳グループ】

伯鳳会	兵庫県赤穂市	14,560,409	1,394,818	赤穂中央病院

【南東北グループ】

謙昌会	青森県八戸	1,438,043	95,987	総合リハビリ美保野病院
将道会	宮城県岩沼市	6,069,907	581,486	総合南東北病院
三成会	福島県須賀川市	9,882,125	△1,236,503	南東北春日リハビリテーション病院
健貢会	東京都千代田区	7,731,059	△54,935	総合東京病院

【翠会ヘルスケアグループ】

慈友会	東京都新宿区	△3,229	△24,689	慈友クリニック
翠会	東京都板橋区	12,987,144	197,106	成増厚生病院
一陽会	東京都練馬区	3,143,503	△158,346	陽和病院

【カマチグループ】

緑野会	神奈川県大和市	1,849,798	281,387	みどり野リハビリテーション病院
池友会	福岡県福岡市	37,090,468	4,483,209	新小文字病院

【北九州病院グループ】

北九州病院	福岡県北九州市	25,368,194	1,491,085	北九州中央病院
福西会	福岡県福岡市	6,343,440	155,266	福西会病院

【国際医療福祉大学・高邦会】

順和会	東京都港区	9,299,524	480,553	山王病院
高邦会	福岡県大川市	23,200,888	994,569	高木病院

【母恋グループ】

母恋	北海道室蘭市	17,155,464	390,097	日鋼記念病院、天使記念病院

【ホロニクスグループ】

医誠会	大阪府大阪市	27,141,426	105,832	医誠会病院

【洛和会ヘルスケアシステムズ】

洛和会	京都府京都市	26,277,049	155,106	音羽病院

（出所）「医療経営白書2015-2016年度版」（日本医療企画）をもとに作成

【世界の大型医薬品売上ランキング2015年版】

百万ドル

順	製品名	一般名	主な薬効/クラス	メーカー	2015年売上	前期比
1	ハーボニー/ソバルディ	ソホスブビル/レジパスビル	慢性C型肝炎	ギリアド・サイエンシズ	19,140	54%
2	ヒュミラ	アダリムマブ	関節リウマチ等	アッヴィ/エーザイ	14,353	11%
3	エンブレル	エタネルセプト	関節リウマチ等	アムジェン/ファイザー/武田	9,057	1%
4	レミケード	インフリキシマブ	関節リウマチ等	J&J/メルク/田辺三菱	8,937	-10%
5	リツキサン	リツキシマブ	抗がん剤	ロシュ/バイオジェン	8,675	-1%
6	ランタス	インスリングラルギン	糖尿病/インスリンアナログ	サノフィ	7,090	-11%
7	アバスチン	ベバシズマブ	転移性結腸がん	ロシュ/中外製薬	6,959	9%
8	ハーセプチン	トラスツズマブ	HER2乳がん	ロシュ/中外製薬	6,807	10%
9	ジャヌビア	シタグリプチン/配合剤	2型糖尿病/DPP4阻害剤	メルク/小野薬品/アルミラル	6,323	-1%
10	プレベナー	肺炎球菌ワクチン	肺炎球菌ワクチン	ファイザー	6,245	40%
11	レブリミド/レブラミド	レナリドミド	多発性骨髄腫	セルジーン	5,801	16%
12	クレストール	ロスバスタチン	高脂血症/スタチン	塩野義/アストラゼネカ	5,787	-9%
13	アドエア/セレタイド	サルメテロール/フルチカゾン	抗喘息/COPD	GSK/アルミラル	5,663	-14%
14	リリカ	プレガバリン	神経疼痛/てんかん	ファイザー/エーザイ	5,141	-5%
15	ニューラスタ/ジーラスタ	ペグフィルグラスチム	好中球減少症G-CSF	アムジェン/協和キリン	4,800	4%
16	ノボラピッド/ノボミックス	インスリンアスパルト/混合	糖尿/インスリンアナログ	ノボ・ノルディスク	4,738	3%
17	グリベック	イマチニブ	抗がん剤/白血病	ノバルティス	4,658	5%
18	ザレルト/イグザレルト	リバーロキサバン	抗凝固剤/Xa阻害	バイエル/J&J	4,367	16%
19	アイリーア	アフリベルセプト	黄斑変性症	リジェネロン/バイエル/参天	4,356	46%
20	コパキソン	グラチラメル	多発性硬化症	テバ製薬工業	4,023	-5%

※1～12月の各社公表数字を合計したもの
※製品名のアミ掛けはバイオ医薬品、一般名のアミ掛けは日本のメーカー創製品
（出所）研ファーマ・ブレーン　永江研太郎の調査による

医薬品の売上構成比の推移

- 傾向として、「新薬加算品」、「後発品」が増加し、「特許品・その他」、「長期収載品」が減少
- 2015年度上期の特徴として、前年度と比較して「新薬加算品」が横ばい、「特許品・その他」が増加

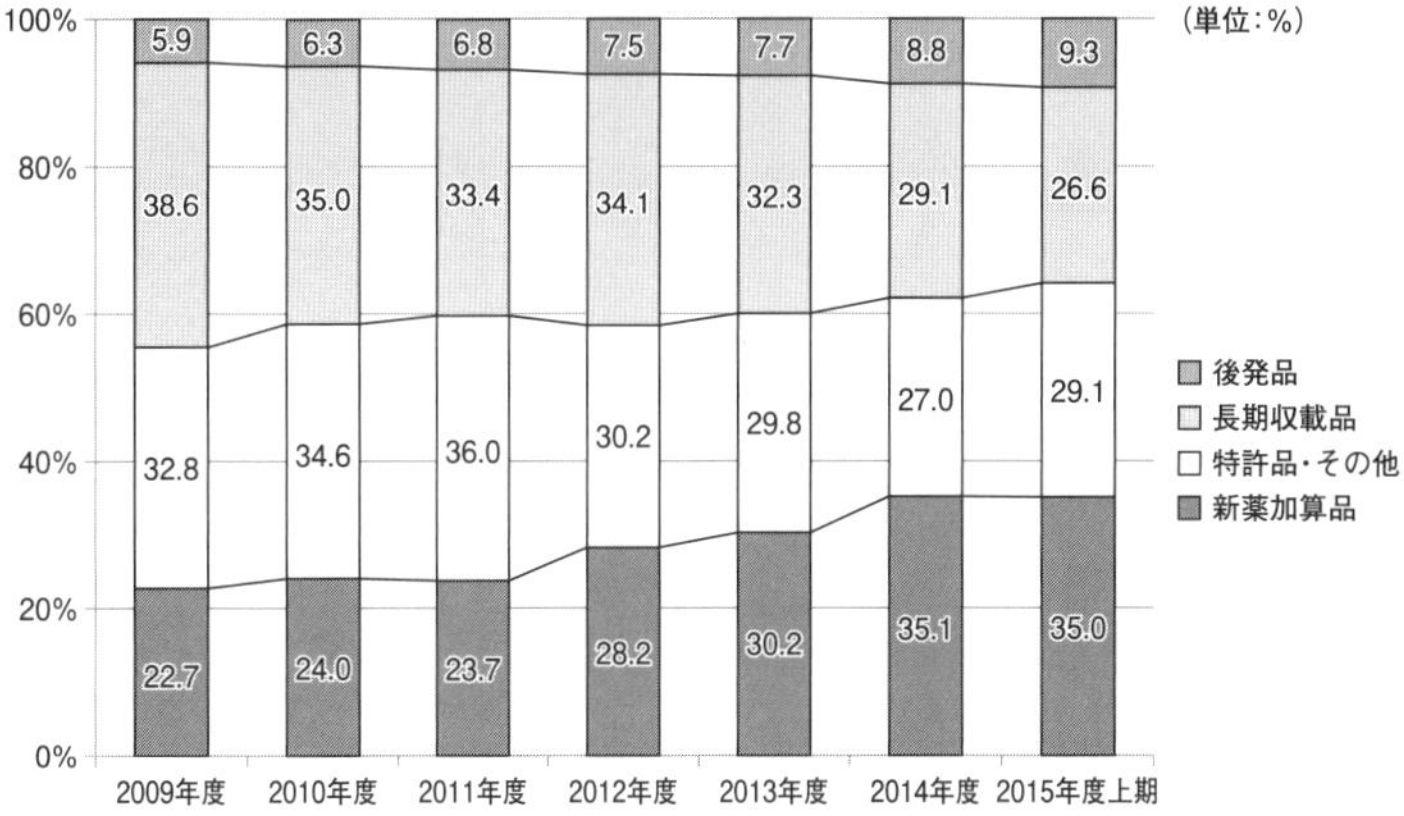

【データ】大手5卸売業者ごとの算出割合を加重平均した値

(出所)「2015(平成27)年度上期等の流通実態」厚生労働省

医薬品の貿易収支の推移

- 2014年の医薬品における輸出入差額(＝貿易収支)は、約1兆8,610億円の赤字
- 医薬品の貿易赤字は拡大傾向

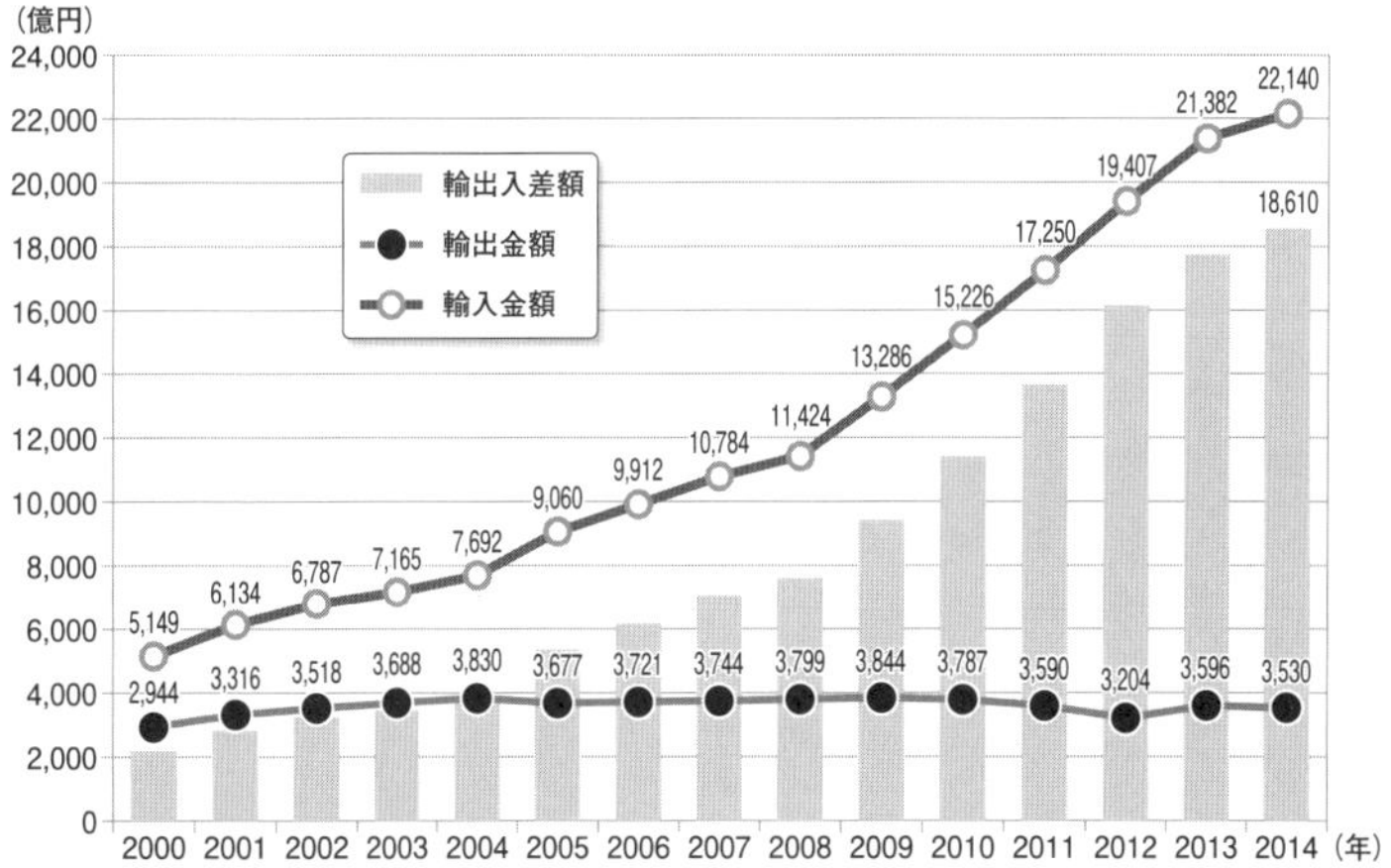

(出所)「貿易統計」財務省

【大手医薬品卸企業の概要】

社名	本社所在地	設立	売上高（百万円）	従業員（人）	株式公開、株主構成など	その他
アルフレッサホールディングス	千代田区	03年6月	2,206,168（15/3） [2,421,162]	9,933 （15/3） [11,366]	東証（03/9）	03/5アズウェルと福神が合併で合意
メディパルホールディングス	中央区	23年5月	2,037,781（15/3） [2,872,905]	8,128 （15/3） [10,930]	東証（95/9）	00/4三星堂とクラヤ薬品他が合併、05/10パルタック（日雑卸）を子会社化
スズケン	名古屋市	46年8月	1,876,016（15/3） [2,061,088]	10,021 （15/3） [15,829]	東証（94/8）	
東邦ホールディングス	世田谷区	48年9月	1,109,638（15/3） [1,162,148]	5,642 （15/3） [8,414]	東証（02/10）	
バイタルケーエスケー・ホールディングス	世田谷区	09年4月	527,071（15/3） [548,012]	2,783 （15/3） [3,763]	東証（09/4）	09/4バイタルネットとケーエスケーで設立

※）売上高、従業員の上段は医薬品卸売事業、下段が全社
（出所）各社の有価証券報告書をもとに作成

【主要CRO企業の概要】

社名	本社所在地	設立	売上高（百万円）	従業員（人）	株式公開、株主構成など	その他
EPSホールディングス	新宿区	91年5月	24,190（14/9） [41,800]	2,149 （14/9） [4,148]	東証（99/12）	SMO（臨床試験の実施医療機関の支援）、CSO（医薬品の営業業務支援）も手がける
シミックホールディングス	品川区	85年3月	23,292（14/9） [52,830]	1,844 （14/9） [4,192]	東証（02/6）	CMO（医薬品製造支援）、CSOも手がける
クインタイルズ・トランスナショナル・ジャパン	港区	98年7月	非公表	約3,400 （14/4）	米国クインタイルズ・トランスナショナル・コーポレーションの日本法人	
エムスリー	港区	00年9月	13,170（15/3） [51,346]	1,260 （15/3） [2,679]	東証（04/9） 株主ソニー39.4%	医療従事者専門サイトm3.comの医師会員は約25万人
新日本科学	鹿児島市	73年5月	5,527（15/3） [17,835]	420 （15/3） [1,877]	東証（04/3）	主業務は前臨床事業
リニカル	大阪市	05年6月	4,507（15/3） [4,872]	384 （15/3） [450]	東証（08/10）	

※）売上高と従業員の上段はCRO、下段が全社。ただし、エムスリーの上段はCROとSMOの合計
（出所）各社の有価証券報告書、ホームページをもとに作成

【大手医療機器メーカーの概要】

(データ把握が可能な企業)

社名	本社所在地	設立	売上高(百万円)	従業員(人)	株式公開、株主構成など	主要取扱製品
オリンパス	新宿区	19年10月	558,503(15/3)[764,671]	18,609(15/3)[31,540]	東証(49/5)	内視鏡
テルモ	渋谷区	21年9月	489,506(15/3)	19,934(15/3)	東証(82/6)	カテーテル、人工心肺装置
東芝メディカルシステムズ	栃木県大田原市	48年9月	287,126(14/3)	1,400(14/3)		CTスキャナー、MRI、超音波診断装置
ニプロ	大阪市	54年7月	239,312(15/3)[325,084]	16,759(15/3)[23,153]	東証(87/2)	ダイアライザー、ディスポーザブル器具、注入ポンプ
GEヘルスケア・ジャパン	日野市	82年4月	143,575(13/12)	2,021(13/12)	株主・GEグループ75%横河電機25%	X線画像診断装置、MRI、CTスキャナー
日立メディコ	千代田区	49年5月	83,298(15/3)	5,502(15/3)	日立製作所100%	CTスキャナー、MRI
日立アロカメディカル	三鷹市	50年1月	57,027(15/3)	1,351(15/3)	〃	超音波診断装置

※1)オリンパス、ニプロの売上高、従業員は上段が医療部門、下段が全社
※2)日立メディコと日立アロカメディカルは16年4月に合併予定、商号は日立ヘルスケア・マニュファクチャリング。ただし、製造以外の部門は日立が承継
(出所)各社の有価証券報告書、『会社四季報・未上場会社版』東洋経済新報社、各社ホームページなど

【主要医療機器メーカーの概要(国内企業)】

(データ把握が可能な企業)

社名	本社所在地	設立	売上高(百万円)	従業員(人)	株式公開、株主構成など	主要取扱製品
日本光電工業	新宿区	51年8月	160,803(15/3)	4,616(15/3)	東証(61/11)	テレメーター、脳波計関連装置、心電計
フクダ電子	文京区	48年7月	108,269(15/3)	2,949(15/3)	ジャスダック(82/5)	心電計、ペースメーカー
パナソニックヘルスケア	港区	69年11月	98,068(13/3)	約2,500(15/7)	実質株主、KKR 80%、パナソニック20%	PDT半導体レーザ
ジェイ・エム・エス	広島市	65年6月	71,147(15/3)	6,955(15/3)	東証(81/12)	輸液輸血セット、シリンジ針
メニコン	名古屋市	57年7月	62,001(15/3)[63,134]	2,106(15/3)[2,580]	東証(15/6)	コンタクトレンズ
島津製作所	京都市	17年9月	59,441(15/3)[314,702]	1,785(15/3)[10,879]	東証(49/5)	X線画像診断装置、臨床化学分析装置
日機装	渋谷区	50年3月	54,295(15/3)[129,255]	3,358(15/3)[6,389]	東証(61/10)	人工腎臓
ニデック	蒲郡市	71年7月	40,240(15/3)	1,603(15/3)		眼科用医療機械
川澄化学工業	品川区	57年6月	28,408(15/3)	2,696(15/3)	東証(87/2)	人工透析用器具
シスメックス	神戸市	68年2月	71,460(15/3)[221,376]	非公表(15/3)[5,903]	東証(95/11)	臨床検査用機器、検査試薬

※1)島津製作所、日機装の売上高、従業員は、上段が各々医用機器部門、医療部門、下段が全社
※2)シスメックスの売上高の上段は検体検査機器、下段が全社、部門別従業員は非公表
(出所)各社の有価証券報告書、『会社四季報・未上場会社版』東洋経済新報社、各社ホームページなど

【主要医療機器メーカーの概要(外資系企業)】

(データ把握が可能な企業)

社　名	本　社 所在地	設　立	売上高 (百万円)	従業員 (人)	親会社	主要取扱製品
ボストン・サイエンティフィック・ジャパン	新宿区	93年7月	72,400(13/12)	819	ボストン・サイエンティフィックの日本法人	カテーテルおよび周辺器具
コヴィディエンジャパン	世田谷区	02年1月	94,000(14/9) (2社の合計)	1,400 (2社の合計)	Covidien社の日本法人	自動縫合器、人工呼吸器
日本コヴィディエン	世田谷区	73年2月			コヴィディエンジャパングループ	カテーテル
日本ストライカー	文京区	46年1月	55,700(13/12)	692	米ストライカー社の日本法人	人工関節、骨接合材
デンツプライ三金	港区	48年10月	8,307(13/12)	270	デンツプライ・インターナショナル	歯科用合金、機材
ジョンソン・エンド・ジョンソン	千代田区	78年8月	202,293(11/12)	1,997 (13/12)	コンシューマ(消費者向け健康関連用品)、メディカル(医療品)、ビジョンケアの3部門。内訳は非公表	手術用医療機器、使い捨てコンタクトレンズ

※) GEヘルスケア・ジャパン以外の外資系企業でデータ把握が可能な企業
(出所)『会社四季報・未上場会社版』東洋経済新報社、各社ホームページなど

【大分類別の医療機器国内出荷額(2013年)】

大分類	国内出荷額 (百万円)	構成比 (%)
画像診断システム	281,560	10.5
画像診断用X線関連装置および用具	38,401	1.4
生体現象計測・監視システム	257,483	9.6
医用検体検査機器	61,175	2.3
処置用機器	713,116	26.7
施設用機器	40,810	1.5
生体機能補助・代行機器	536,169	20.1
治療用または手術用機器	135,279	5.1
歯科用機器	46,171	1.7
歯科材料	146,120	5.5
鋼製器具	40,380	1.5
眼科用品および関連製品	237,736	8.9
衛生材料および衛生用品	17,821	0.7
家庭用医療機器	119,973	4.5
合計	**2,672,194**	**100**

(出所)「薬事工業生産動態統計年報」厚生労働省

介護サービス・医療関連サービス

【有料老人ホームの主要企業】

社　名	本　社 所在地	設　立	売上高 (百万円)	従業員 (人)	株式公開等	決算期	その他
ベネッセホールディングス	岡山市	55年1月	87,317 [489,972]	7,276 [20,145]	東証(95/10)	15年3月	国内教育事業、語学、グローバル人材教育事業
SOMPOケア	品川区	97年5月	36,513 [78,932]	3,316 [7,227]	(親会社：SOMPOホールディングス)	15年3月	サービス付き高齢者住宅(子会社：ジャパンケアサービス)
SOMPOケアネクスト	品川区	86年5月	35,404	2,651	(親会社：SOMPOホールディングス)	15年3月	国内外食、宅食
ウチヤマホールディングス	北九州市	06年10月	11,688 [23,684]	1,514 [1,786]	東証(00/4)	15年3月	カラオケ、飲食事業
チャーム・ケア・コーポレーション	大阪市	84年8月	7,100 [7,114]	549 [579]	ジャスダック(12/4)	15年6月	
ロングライフホールディング	大阪市	86年9月	4,136 [11,845]	198 [711]	ジャスダック(02/4)	15年10月	部門介護、福祉用具
光ハイツ・ヴェラス	札幌市	87年4月	3,296	231	札幌アンビシャス(07/2)	15年3月	

※1）ベネッセホールディングスの上段はシニア介護事業（高齢者向けホーム運営等)、下段は全社
※2）SOMPOケアの上段は有料老人ホーム運営、下段は会社
※3）ウチヤマホールディングスの上段は介護事業（介護付有料老人ホームの運営等)、下段は全社。チャーム・ケア・コーポレーションの上段は介護事業（介護付有料老人ホームの運営等)
※4）ロングライフホールディングの上段は、ホーム介護事業（有料老人ホームの運営)

【サービス付き高齢者住宅の公開企業】

学研ホールディングス	品川区	47年3月	14,587 (95,945)	1,308 (3,476)	東証(82/8)	15年9月	出版事業、教育・塾事業

※）上段は高齢者福祉・子育て支援事業（サービス付き高齢者住宅や保育施設の設立・運営)、下段は全社

【主要医療関連サービス企業】
（データ把握が可能な企業）

社　名	本　社 所在地	設　立	売上高 (百万円)	従業員 (人)	株式公開、 株主構成など	主な事業
ワタキューセイモア	京都市	62年7月	118,410(14/6)	10,927		病院向けリネンサプライ
小山	奈良市	62年10月	21,846(14/3)	623		〃
小山商会	仙台市	58年3月	18,187(14/3)	1,050		〃
トーカイ	岐阜市	55年7月	48,658(15/3) [98,159]	1,551 [2,634]	名証(88/12)	

※）トーカイの上段は病院向けリネンサプライを含む健康生活サービス事業、[　　] 内は全社

(次ページに続く)

【主要医療関連サービス企業】（続き）

社　名	本　社 所在地	設　立	売上高 (百万円)	従業員 (人)	株式公開、 株主構成など	主な事業
日清医療食品	千代田区	72年9月	196,581(14/3)	9,864	株主ワタキューセイモア100%	病院給食
エームサービス	港区	76年5月	159,889(15/3)	正社員 4,400 その他 21,578	株主三井物産50%、アラマーク(米)50%	事業所給食、病院給食
富士産業	港区	72年1月	69,321(14/3)	4,638		病院給食
メフォス	港区	62年6月	47,868(14/3)	1,267	親会社エームサービス	病院給食
シダックス	調布市	60年5月	35,736(15/3) [217,925]	429(除、出向者)	ジャスダック(04/12)	カラオケ事業、病院給食
日京クリエイト	品川区	10年4月	25,803(14/3)	6,245	株主日清医療食品90%、日立グループ10%	事業所給食、病院給食

※）シダックスの上段は、メディカルフードサービス事業、［　　］は総額

社　名	本　社 所在地	設　立	売上高 (百万円)	従業員 (人)	株式公開、 株主構成など	主な事業
ニチイ学館	千代田区	73年8月	106,489(15/3) [273,569]	4,367 (16,805)	東証(99/3)	医療事務代行、介護事業
ソラスト	港区	65年10月	60,100(15/3)		東証(16/6)	医療事務代行

※1）ニチイ学館の上段は医療関連部門、［　　］内は総額

社　名	本　社 所在地	設　立	売上高 (百万円)	従業員 (人)	株式公開、 株主構成など	主な事業
みらかホールディングス	新宿区	※1 70年6月	134,635(15/3) [204,667]	3,696 (6,140)	※2 東証(90/8)	臨床検査、臨床検査薬製造、滅菌代行
ビー・エム・エル	渋谷区	55年7月	104,404(15/3)	4,288	東証(01/4)	臨床検査
※3 LSIメディエンス	千代田区	88年7月	81,800(15/3)	3,439	※4 三菱ケミカルホールディングスの傘下	臨床検査、創薬支援
ファルコホールディングス	京都市	62年7月	28,731(15/3) [46,593]	1,054 (1,531)	東証(04/10)	臨床検査、調剤薬局
札幌臨床検査センター	札幌市	65年9月	5,289(15/3) [17,803]	457(756)	ジャスダック(04/12)	調剤薬局、臨床検査

※1、2）子会社エスアールエル（臨床検査業）の設立、上場
※3、4）14年4月三菱ケミカルグループの再編により、三菱ケミカルホールディングスの子会社生命科学インスティテュートが誕生。その子会社となり三菱化学メディエンスから商号変更。
※5）ファルコホールディングスと札幌臨床検査センターの上段は臨床検査事業、［　　］内は全社

社　名	本　社 所在地	設　立	売上高 (百万円)	従業員 (人)	株式公開、 株主構成など	主な事業
日本ステリ	千代田区	87年10月	16,976(15/3)	942	親会社エスアールエル	滅菌代行
鴻池メディカル	千代田区	94年7月		1,939	親会社鴻池運輸	滅菌代行、院内物流

（出所）各社の有価証券報告書、『会社四季報・未上場会社版』東洋経済新報社、各社ホームページなどをもとに作成

参考文献

■川越満担当分　第1章（P14～P31）、**第2章**（P36～P58）、**第3章、第4章、第5章**（P１０８～P１２５）、**第8章**（P１９４～P１９７）、**第9章**（P２００～P２１１）

厚生労働省『厚生労働白書平成27年版』（日経印刷）
北澤京子『患者のための医療情報収集ガイド』（筑摩書房）
木村廣道・監修『企業トップが語る「医療・ヘルスケア」ビジネス最前線』（かんき出版）
『新ビジネスモデルへの挑戦―東邦ホールディングスの実際』（ユートシャルム）
木村憲洋、川越満『イラスト図解　病院のしくみ』（日本実業出版社）
木村憲洋、川越満『イラスト図解　医療費のしくみ』（日本実業出版社）
木村憲洋、秋山健一『病院の仕事としくみ』（ナツメ社）
川越満『ＭＲバブル崩壊時代に勝ち残る〝7つの眼〟』（エルゼビア・ジャパン）
ユート・ブレーン編著『医療関連用語集おたすけハンドブック』（ユート・ブレーン）
『通信教育講座・医療制度マスターコース』（ユート・ブレーン）
「国際医薬品情報」２００９年11月23日号
「地域連携net work」（日総研出版）

■布施泰男担当分　第1章（P32～P34）、**第5章**（P１２６～P１２７）、**第6章、第7章、第8章**（P１７２～P１９３）、**第9章**（P２１２～P２１７）

布施泰男・編著『「医療関連サービス」最新市場展望』（日本医療企画）
布施泰男『成功する医療ニュービジネス』（東洋経済新報社）
布施泰男・共著「ユニバーサルデザイン」『現代老年精神医療』（永井書店）
布施泰男・共著「介護ビジネスマーケット予測と企業分析」『介護経営白書２００５』（日本医療企画）
ヘルスケア総合政策研究所『医療経営白書２０１５／１６年度版』（日本医療企画）
広井良典『医療の経済学』（日本経済新聞社）
厚生労働省「新医療機器・医療技術産業ビジョン」２００８年
厚生労働省「医療機器産業実態調査」２０１１年
関東経済産業局「開発型中堅・中小企業が目指す社会需要拡大に関する調査（医療機器産業の現状と課題）」２００３年

川越　満（かわごえ　みつる）
1970年、神奈川県横浜市生まれ。94年米国大学日本校を卒業後、製薬企業や病院向けのコンサルティングを主業務とするユート・ブレーンに入社。2016年4月からは、WEB講演会運営や人工知能ビジネスを手掛ける木村情報技術のコンサナリスト®事業部長として、出版および研修コンサルティング事業に従事している。
おもな著書に、『イラスト図解 病院のしくみ』『イラスト図解 医療費のしくみ』（以上、共著、日本実業出版社）など。
URL https://consunalist.jp/

布施泰男（ふせ　やすお）
1948年、千葉県生まれ。72年、一橋大学経済学部卒業後、日本債券信用銀行入行。96年、日債銀総合研究所産業調査部長に。現在、NPO法人ヘルスケアフォーラム理事、05～13年日本医業経営コンサルタント協会・機関誌編集専門委員。03～05年シルバーサービス振興会・調査研究委員会委員長。
おもな著書に、『介護現場入門』（分担執筆、経営書院）、『成功する医療ニュービジネス』（編著、東洋経済新報社）など。

最新《業界の常識》《さいしん ぎょうかい じょうしき》
よくわかる医療業界《いりょうぎょうかい》

2006年3月10日　初版発行
2016年6月20日　最新3版発行
2018年6月10日　第2刷発行

著　者　川越　満 ©M.Kawagoe 2016
　　　　布施泰男 ©Y.Fuse 2016
発行者　吉田啓二
発行所　株式会社日本実業出版社　東京都新宿区市谷本村町3-29 〒162-0845
　　　　　　　　　　　　　　　　大阪市北区西天満6-8-1 〒530-0047
編集部 ☎03-3268-5651
営業部 ☎03-3268-5161　振替 00170-1-25349
https://www.njg.co.jp/

印刷／壮光舎　製本／若林製本

この本の内容についてのお問合せは、書面かFAX（03-3268-0832）にてお願い致します。
落丁・乱丁本は、送料小社負担にて、お取り替え致します。

ISBN 978-4-534-05398-5 Printed in JAPAN